COORDENAÇÃO DE HELOÍSA CESTARI

Acupuntura
O PODER DAS AGULHAS NO ALÍVIO DAS DORES

1ª EDIÇÃO • BRASIL • 2018

Editora escala

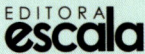

Acupuntura — O poder das agulhas no alívio das dores
Copyright Editora Escala Ltda. 2018

ISBN 978-85-389-0255-3

Direção Editorial	Ethel Santaella
Supervisão Editorial	Renata Armas
Textos	Cristina Almeida, Érika Finati, Fernanda Emmerick, Fernanda Lima, Ivan Alves, Jorge Olavo, Karina Fusco, Leonardo Valle, Letícia Ronche, Marcela Carlini, Mônica Miliatti, Regina Dell'Aringa, Rita Santander, Rita Trevisan, Stella Galvão

livrosescala@escala.com.br

REALIZAÇÃO

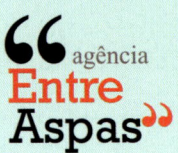

AGÊNCIA ENTRE ASPAS
www.agenciaentreaspas.com.br

Coordenação editorial	Heloísa Cestari
Textos	Beatriz Vaccari, Bianca Bellucci, Heloísa Cestari e Marcella Blass
Projeto gráfico e edição de arte	Alexandre Nani
Imagens	123RF e Shutterstock

Dados Internacionais de Catalogação na Publicação (CIP)
(Câmara Brasileira do Livro, SP, Brasil)

```
Acupuntura : o poder das agulhas no alívio das
   dores / coordenação de Heloísa Cestari. --
   1. ed. -- São Paulo : Editora Escala, 2018.

   ISBN 978-85-389-0255-3

   1. Acupuntura 2. Acupuntura - Pontos 3. Medicina
chinesa I. Cestari, Heloísa.

                                  CDD-610.951
18-12714                          NLM-WB 369
```

Índices para catálogo sistemático:

1. Acupuntura : Medicina chinesa 610.951

Todos os direitos reservados. Nenhuma parte deste livro pode ser reproduzida por quaisquer meios existentes sem autorização por escrito dos editores e detentores dos direitos.

Av. Profª. Ida Kolb, 551, Jardim das Laranjeiras, São Paulo, CEP 02518-000
Tel.: +55 11 3855-2100 / Fax: +55 11 3857-9643
Venda de livros no atacado: tel.: +55 11 4446-7000 / +55 11 4446-7132
vendas@escala.com.br * www.escala.com.br

Impressão e acabamento: Gráfica Oceano

Os fins da picada

De acordo com um provérbio chinês, "é das nuvens mais negras que cai a água límpida e profunda". Traduzindo para os nossos ditados populares, "há males que vêm para bem". Num primeiro momento, ter o corpo espetado por agulhas — por mais finas e indolores que sejam — pode parecer um tanto aflitivo. Mas basta uma sessão de acupuntura para perceber que um dos grandes atributos dessas picadas em pontos específicos do corpo é justamente o alívio da dor.

Embora os preceitos da Medicina Tradicional Chinesa (MTC) ainda soem algo estranho a ouvidos ocidentais, diversos estudos científicos comprovam o que os orientais já sabiam há milênios: a técnica tem, sim, propriedades terapêuticas. Uma das principais é a de fazer o organismo liberar neurotransmissores como a endorfina, que tem efeito analgésico. E os benefícios não param por aí: além de anestesiar, as agulhadas ajudam a curar e prevenir um número grande de enfermidades — 60, segundo a Organização Mundial da Saúde (OMS), e mais de 300 de acordo com a MTC.

Nesta publicação, você confere os problemas de saúde para os quais a acupuntura é mais indicada e também conhece os fundamentos, as reações biológicas que as agulhas desencadeiam no organismo, os riscos e a relação que os chineses fazem entre os órgãos e cada ponto dos meridianos.

Se, ainda assim, persistir o medo de ter a pele perfurada, vá direto ao capítulo 3, onde elencamos outros métodos que estimulam os mesmos pontos sem a necessidade de agulhas. Tem terapia com *moxa* (queima de ervas compactadas sobre a pele), ventosas, *laser* e até com ondas sonoras. De quebra, aprenda a tratar alguns sintomas no sossego do lar com técnicas de acupressão, automassagens, chás e alimentos que ajudam a equilibrar as energias *Yin* e *Yang* do seu organismo seguindo os princípios da dietoterapia. Você vai descobrir que as picadas não são o fim, mas o começo de uma saúde física e emocional muito mais plena. Boa leitura!

Heloísa Cestari
Editora

Í N D I C E

08
INTRODUÇÃO
4 passos para uma vida melhor

14
CAPÍTULO 1
Saúde na ponta das agulhas

História	16
O beabá da acupuntura	18
Os riscos mais comuns	29
Como o corpo reage	30

14

32
CAPÍTULO 2
Tratamento natural contra doenças

Pressão arterial e AVC	34
Dor nas costas	35
Apneia do sono, infarto e angina	36
Câncer	37
Enxaqueca e fibromialgia	38
Gravidez, parto e fertilidade	39
Sinusite e tabagismo	40
Bebês: cólicas, alergias e hiperatividade	41
Síndrome do Ovário Policístico	41
Obesidade	42
Perda de memória e senilidade	43
Doenças reumáticas	43

44
CAPÍTULO 3
Qual o melhor método para você?

Moxabustão	46
Reflexoterapia das mãos	47
Craniopuntura	50
Reflexoterapia podal	51
Ventosaterapia (*cupping*)	54
Acupressão	55
Auriculoterapia	56
Eletroacupuntura	58
Acupuntura a laser	58
Sonopuntura	59

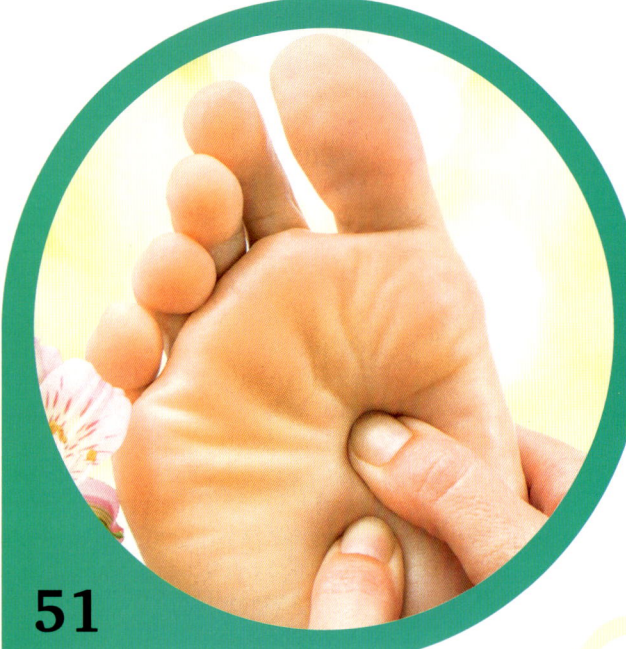

51

60
CAPÍTULO 4
Pratique no seu dia a dia

Acupressão para tensões e dor de cabeça	62
Insônia e imunidade baixa	63

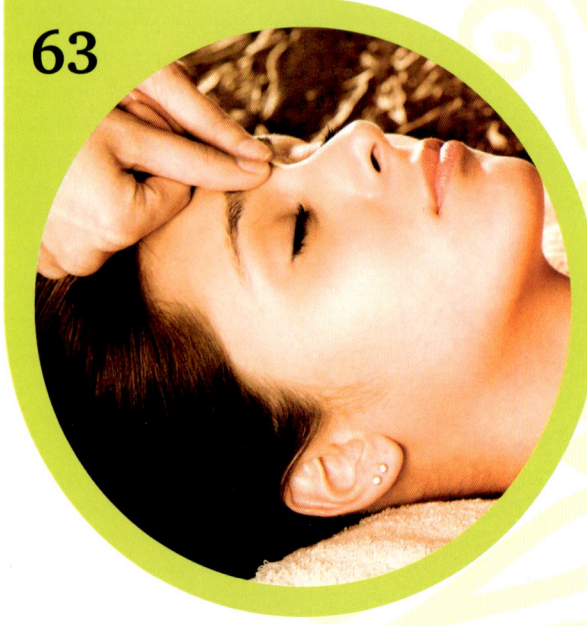

63

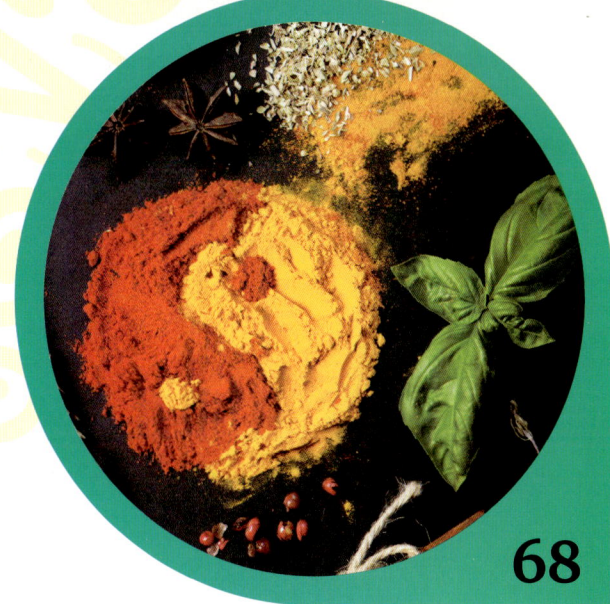

Cólica menstrual 64
Azia, má digestão e dores nas costas............. 65
Problemas de estômago................................. 65
Gripe, resfriados e congestão nasal 66
Crise de pânico e sinusite 67

68
DIETOTERAPIA
A cura pelos alimentos de acordo com a Medicina Tradicional Chinesa

O princípio do *Yin* e *Yang*............................... 68
Como praticar no cotidiano........................... 71
Os sabores e os órgãos................................... 72
Os alimentos tônicos e suas funções 74

RECEITAS:
Frango *Chow Mein* 76
Snacks de cenoura e pepino com iogurte....... 77
Sopa de missô 78
Pão de inhame 79
Frango com gengibre ao molho de laranja 80
Risoto de arroz integral com *shitake*.............. 81

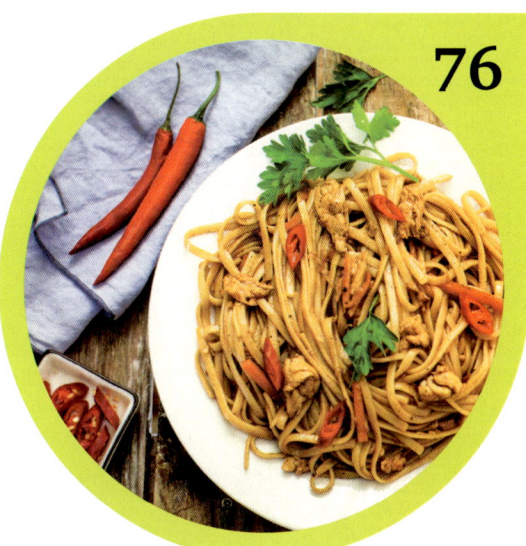

82
CAPÍTULO 5
Conheça outras terapias disponíveis no SUS

Arteterapia 84
Ayurveda/ fitoterapia 85
Meditação/ osteopatia 86
Termalismo social/ dança circular 87
Ioga/ reiki 88
Homeopatia/ shantala 89

90
CAPÍTULO 6
Em caso de dúvidas, consulte aqui

96
ÍNDICE REMISSIVO

97
COLABORADORES

98
CURIOSIDADES

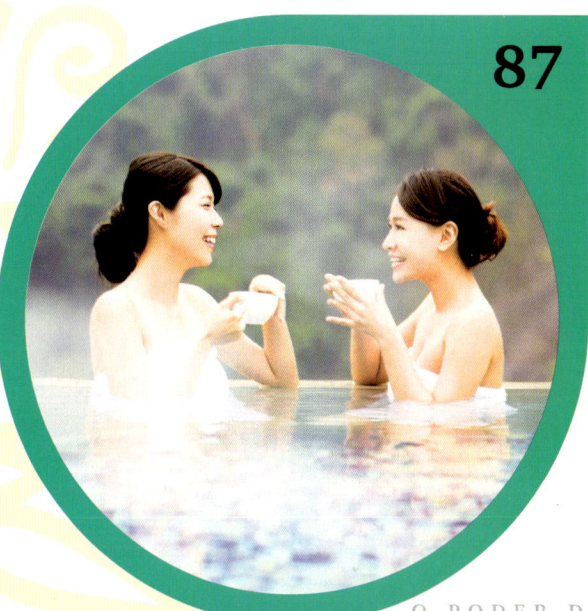

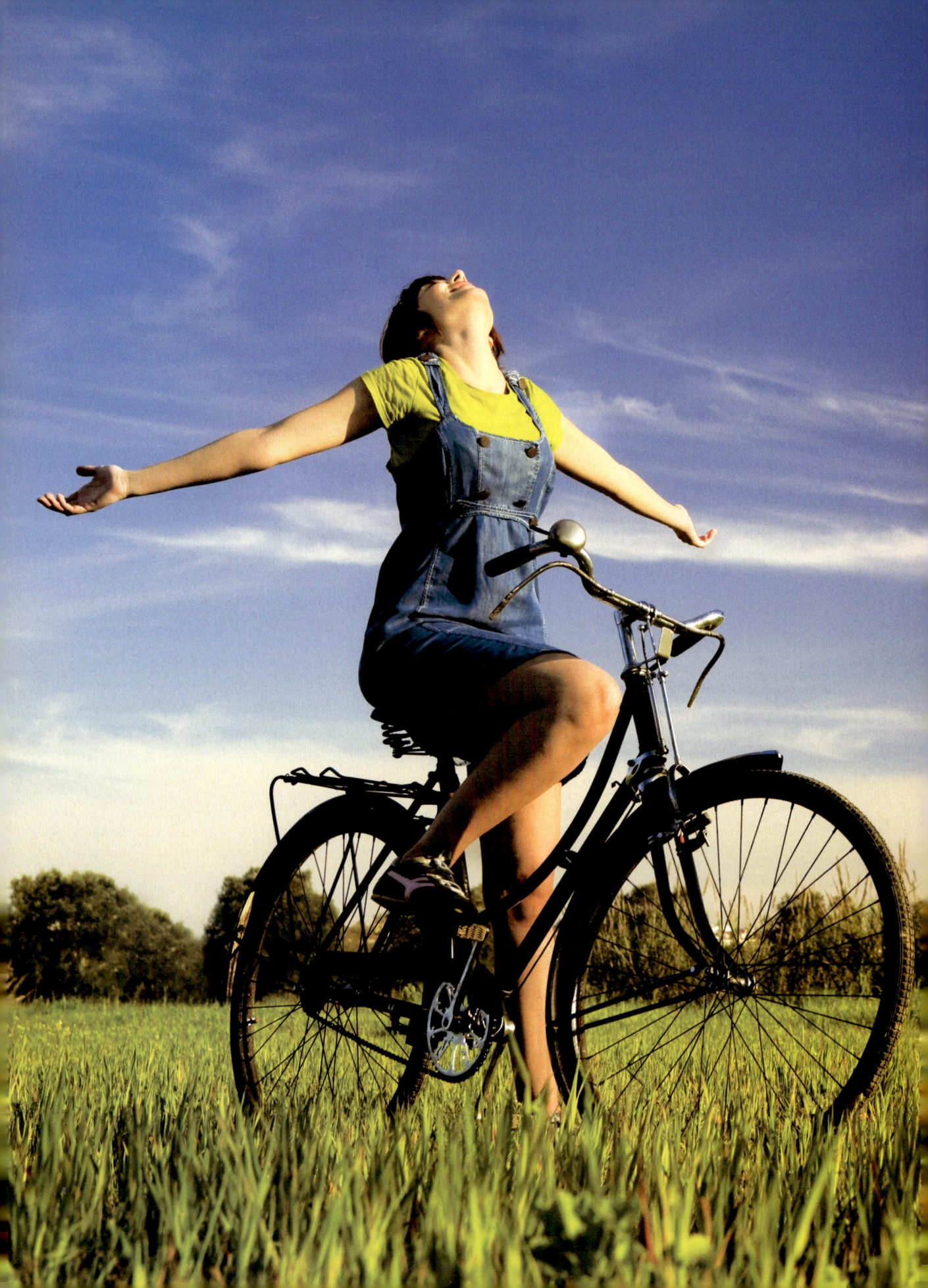

INTRODUÇÃO

4 PASSOS PARA UMA *saúde melhor*

Antes de iniciar as sessões de acupuntura, adote um estilo de vida que ajude a equilibrar corpo, mente e espírito de maneira simples e natural

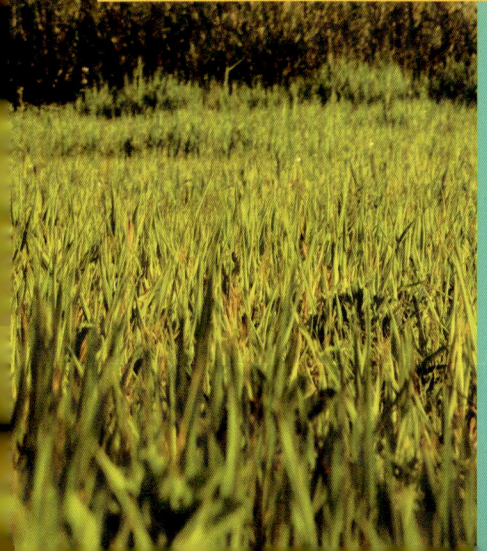

INTRODUÇÃO
4 PASSOS PARA UMA SAÚDE MELHOR

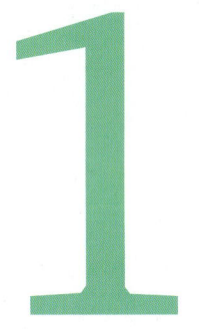

1 Exercite-se regularmente

A prática de atividades físicas — mesmo que sejam apenas aqueles 10 minutinhos diários — ajuda a manter a saúde, pois libera substâncias no organismo (como a endorfina e a adrenalina) que promovem a sensação de bem-estar. Isso torna o dia mais prazeroso e aumenta a disposição para o trabalho.

Um dos principais benefícios de quem se exercita com frequência é quebrar a inércia corporal e permitir que a mente se desligue por alguns momentos das preocupações, o que contribui para atenuar o cansaço físico e o estresse do dia a dia. Além disso, quando as causas da fadiga e do desânimo não estão ligadas a fatores físicos ou psicológicos, incorporar um pouco de movimento à rotina dá mais energia e vigor. "O indivíduo que pratica algum tipo de esporte vive mais e melhor", lembra o professor Jacob Jehuda Faintuch, da Clínica Médica do Hospital das Clínicas na Faculdade de Medicina da Universidade de São Paulo (USP).

Vários estudos comprovam a importância da prática regular de exercícios para ter bem-estar, qualidade de vida e manter o equilíbrio do organismo. De acordo com a Organização Mundial da Saúde (OMS), a atividade física é fator determinante do gasto energético e fundamental para a perda de peso. Já foi demonstrado que quem adota um estilo de vida ativo reduz o risco de doenças coronarianas, Acidente Vascular Cerebral (AVC), diabetes, hipertensão, depressão, entre outros problemas de saúde.

Para espantar de vez o sedentarismo e estabelecer uma rotina de atividades viável, no entanto, é preciso criar um cronograma que considere fatores como tempo livre disponível e lugar — não adianta, por exemplo, planejar duas horas diárias de caminhada em um parque longe de casa ou do trabalho.

Os horários também devem ser levados em consideração. Segundo Christian Barbosa, gestor de tempo e autor do livro *Equilíbrio e Resultado*, se você escolher momentos muito próximos aos do expediente, a chance de imprevistos acontecerem é grande. Por isso, nas primeiras semanas, prefira horários alternativos, como no fim da noite ou de manhã bem cedo. Assim, você não corre o risco de cancelar a caminhada ou a ida até a academia logo de cara e vai ganhando disciplina. Em tempo, lembre-se: escolher uma atividade que seja prazerosa é o primeiro passo para sair do sedentarismo e não voltar mais.

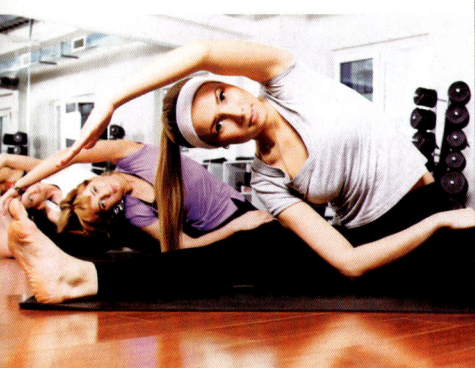

DICAS PARA TER ENERGIA EXTRA

- **Alongue-se:** a cada hora de trabalho, você deve parar de 5 a 10 minutos para se alongar.

- **Ande com frequência:** caminhe no ambiente de trabalho ou mesmo em casa.

- **Mantenha-se disposto:** fique aberto para atividades físicas não programadas, como subir e descer lances de escada, estacionar o carro mais distante ou sair do ônibus um ponto antes.

- **Alie-se à tecnologia:** utilize um pedômetro na cintura para contar quantos passos você dá diariamente e descobrir se é sedentário. Uma pessoa ativa deve caminhar cerca de 10 mil passos por dia.

Renove a dieta diária

2

Há cerca de 2.500 anos, o grego Hipócrates, considerado o pai da medicina, já dizia: "Que seu remédio seja seu alimento e que seu alimento seja seu remédio". Depois disso, outros estudiosos perceberam que algumas populações, — cada uma com um tipo diferente de alimentação — tinham menor incidência de certas doenças. Mas só nas últimas décadas conseguiu-se comprovar cientificamente que as funções da comida vão, de fato, muito além de matar a fome, e que cada ingrediente tem seus efeitos sobre a saúde.

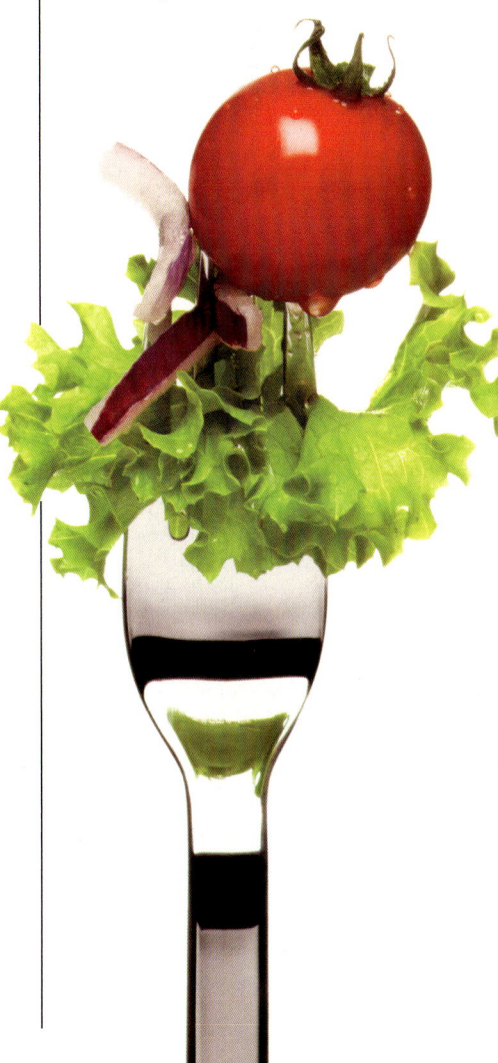

Refeições livres de produtos industrializados e fartas em frutas, verduras e legumes ajudam a evitar o aparecimento de vários problemas de saúde

Daí a importância de fazer refeições variadas, que ofereçam ao organismo todos os componentes essenciais para o seu bom funcionamento (carboidratos, vitaminas, minerais, proteínas, gorduras e açúcares). "Uma alimentação correta pode evitar o aparecimento de diversas doenças. Para isso, coma várias vezes ao dia, mastigue devagar, não exagere nos doces, evite gorduras em excesso, principalmente as de origem animal, e ingira uma quantidade adequada de líquidos e fibras", sugere André Siqueira Matheus, gastroenterologista e pesquisador da USP.

A ideia é comer de tudo, desde que com moderação. Fernanda Machado Soares, nutricionista e membro da Sociedade Brasileira de Alimentação e Nutrição (SBAN), alerta que alguns desejos podem indicar carência de determinados nutrientes no organismo. "A vontade de comer batata frita, por exemplo, pode significar uma baixa concentração de zinco e triptofano, que desencadeia um desequilíbrio de insulina e desperta o apetite por carboidratos", explica.

De modo geral, recomendam-se refeições fartas em frutas, verduras e legumes, e escassas em sal, açúcares e gorduras de origem animal. Bebidas alcoólicas e alimentos industrializados também devem ficar de fora da lista do supermercado. Seus parceiros na gangue do mal são as frituras e a farinha refinada, que deve ser trocada por alimentos integrais e ricos em fibras. "Também vale evitar itens com conservantes, corantes e agrotóxicos (por sobrecarregarem o sistema de limpeza do organismo, principalmente o fígado), além dos potencialmente alergênicos (como o leite e o glúten, que interferem no processo de digestão e equilíbrio intestinal)", lembra Mariana Duro, nutricionista funcional.

Por fim, valorize o momento de cada refeição. "Evite comer enquanto exerce outra atividade, como na frente da televisão ou do computador. Essa atitude é essencial para quem quer ter saúde e não sofrer problemas gástricos", completa o gastroenterologista e professor da Universidade de Campinas (Unicamp) José Carlos Pareja.

INTRODUÇÃO
4 PASSOS PARA UMA SAÚDE MELHOR

3 Tenha uma boa noite de sono

Pouca gente faz a associação, mas, além do cansaço, do raciocínio lento, da sonolência e dificuldade de manter o foco durante o dia, não dormir bem provoca danos sérios à saúde. "Uma pessoa que não dorme direito compromete o seu sistema imunológico e tem tendência a desenvolver obesidade, doenças cardiovasculares e gastrointestinais, além da perda crônica da memória", afirma a terapeuta ocupacional Cristina Cury.

A probabilidade de desenvolver diabetes também aumenta. Isso porque a falta de sono inibe a produção de insulina (hormônio que retira o açúcar do sangue) pelo pâncreas e eleva a quantidade de cortisol, o hormônio do estresse, que tem efeitos contrários aos da insulina. "Num estudo, homens que dormiram apenas quatro horas por noite durante uma semana passaram a apresentar intolerância à glicose (estado pré-diabético)", conta a especialista.

De quebra, ter boas noites de sono ajuda a emagrecer. Uma pesquisa feita na Universidade de Chicago (EUA) comprovou que adultos que dormem bem possuem 20% menos gordura abdominal. "Quando temos uma noite ruim, nossos níveis de cortisol (hormônio que também ajuda a estocar gordura) aumentam, deixando a barriga enorme. Dormindo certo, perde-se até 7 kg em um mês", atesta o médico americano Michael Breus no livro *The Sleeper Doctor's Diet Plan* (na tradução, 'O Plano de Dieta do Médico do Sono').

Apesar de tantos estudos comprovando a importância de dormir bem, 43% dos brasileiros não têm uma noite restauradora e apresentam sinais de cansaço no decorrer no dia, segundo dados da Sociedade Brasileira do Sono. E não adianta apelar para remédios por conta própria. O ideal é procurar um profissional para descobrir o que tem causado insônia. Há exames que monitoram a noite de quem sofre para dormir, registrando a atividade elétrica cerebral e dos músculos, o movimento dos olhos, a frequência cardíaca, o fluxo e esforço respiratórios, a oxigenação do sangue, o ronco e a posição corpórea.

Identificados os problemas, práticas integrativas podem — e devem — complementar o tratamento, pois garantem resultados expressivos sem gerar dependência ou oferecer riscos à saúde. Além da acupuntura, meditação, florais, aromaterapia e ioga são ótimos aliados do bom sono porque atuam na frequência cerebral e no nível energético, relaxando mente e corpo simultaneamente.

Outras medidas simples, que podem ser adotadas no cotidiano, também melhoram a qualidade do sono, como evitar o consumo de cafeína e álcool horas antes de dormir, deixar o telefone longe da cama e fazer atividades físicas ao longo do dia.

QUANTAS HORAS POR NOITE?

Um estudo publicado pela National Sleep Foundation, fundação que se dedica à avaliação da literatura científica sobre o sono, atualizou as horas que cada indivíduo deve dormir de acordo com a sua idade. Confira:

- **Bebês de até 3 meses:** 14 a 17 horas
- **Bebês de 4 a 11 meses:** 12 a 15 horas
- **Crianças de 1 a 2 anos:** 11 a 14 horas
- **Crianças de 3 a 5 anos:** 10 a 13 horas
- **Crianças de 6 a 13 anos:** 9 a 11 horas
- **Jovens de 14 a 17 anos:** 8 a 10 horas
- **Adultos de 18 a 64 anos:** 7 a 9 horas
- **Idosos acima de 65 anos:** 7 a 8 horas

4
Equilibre corpo, mente e espírito

Para ter uma saúde integral, devemos exercitar todos os corpos: o físico, com atividades e boa alimentação; o emocional, com análise e autoconhecimento; e o mental/vital, com meditação, ioga e práticas respiratórias. Vários pesquisadores, como o médico Deepak Chopra e o físico Amit Goswami, desenvolveram trabalhos que unem os mundos científico e espiritual para ajudar as pessoas a compreenderem outras realidades e atingirem novos níveis de saúde e bem-estar.

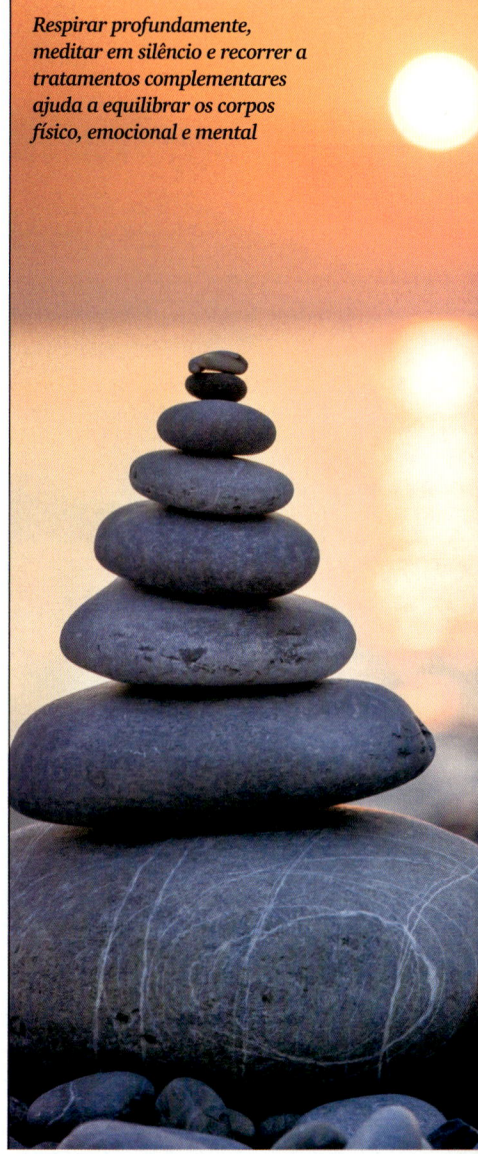

Respirar profundamente, meditar em silêncio e recorrer a tratamentos complementares ajuda a equilibrar os corpos físico, emocional e mental

Embora pareça algo simples e espontâneo, a respiração, por exemplo, é fundamental para garantir o equilíbrio entre corpo, mente e espírito. Ao inspirar e expirar corretamente, reduzimos a irritabilidade, melhoramos a circulação do sangue, reforçamos o sistema imunológico e eliminamos até 80% das toxinas do organismo. A pneumologista Sandra Reis Duarte explica que a respiração profunda e lenta ainda promove a diminuição do ritmo cardíaco e da pressão arterial, relaxa os músculos e melhora a qualidade do sono e da digestão. "Os músculos que participam da respiração podem ser treinados da mesma forma que os outros músculos do corpo. Esse exercício serve para ganho de força e resistência, proporcionando boa capacidade respiratória, qualidade de vida, saúde e desempenho físico", destaca.

Outro aliado do equilíbrio integral, ainda mais simples que a respiração, é o silêncio. Estudo realizado por pesquisadores alemães concluiu que, por trás de um leve desconforto no ouvido, há dezenas de problemas que acometem a saúde. Entre as principais conclusões da pesquisa, chama atenção a comprovação de que o barulho pode estar diretamente ligado ao infarto e à hipertensão arterial.

Para minimizar os efeitos nocivos que os ruídos causam ao sistema nervoso, a meditação é uma excelente ferramenta. "É uma técnica que estimula a concentração e reorganiza os pensamentos, proporcionando o relaxamento dos músculos e aliviando as tensões físicas e emocionais geradas pelo barulho", assegura a terapeuta psicocorporal Elaine Lilli Fong, do Instituto União (SP).

Por fim, há a medicina integrativa, que reúne esforços para proporcionar o máximo de bem-estar ao paciente. Plínio Cutait, coordenador do Núcleo de Cuidados Integrativos do Hospital Sírio-Libanês, afirma que a prática está sendo cada vez mais adotada porque a humanização na área médica é uma necessidade urgente. Para tanto, os centros de medicina integrativa trabalham com uma grande equipe multidisciplinar que inclui médicos tradicionais, psicólogos, nutricionistas, fisioterapeutas e especialistas em terapias complementares e alternativas, como ioga, reiki, acupuntura e meditação.

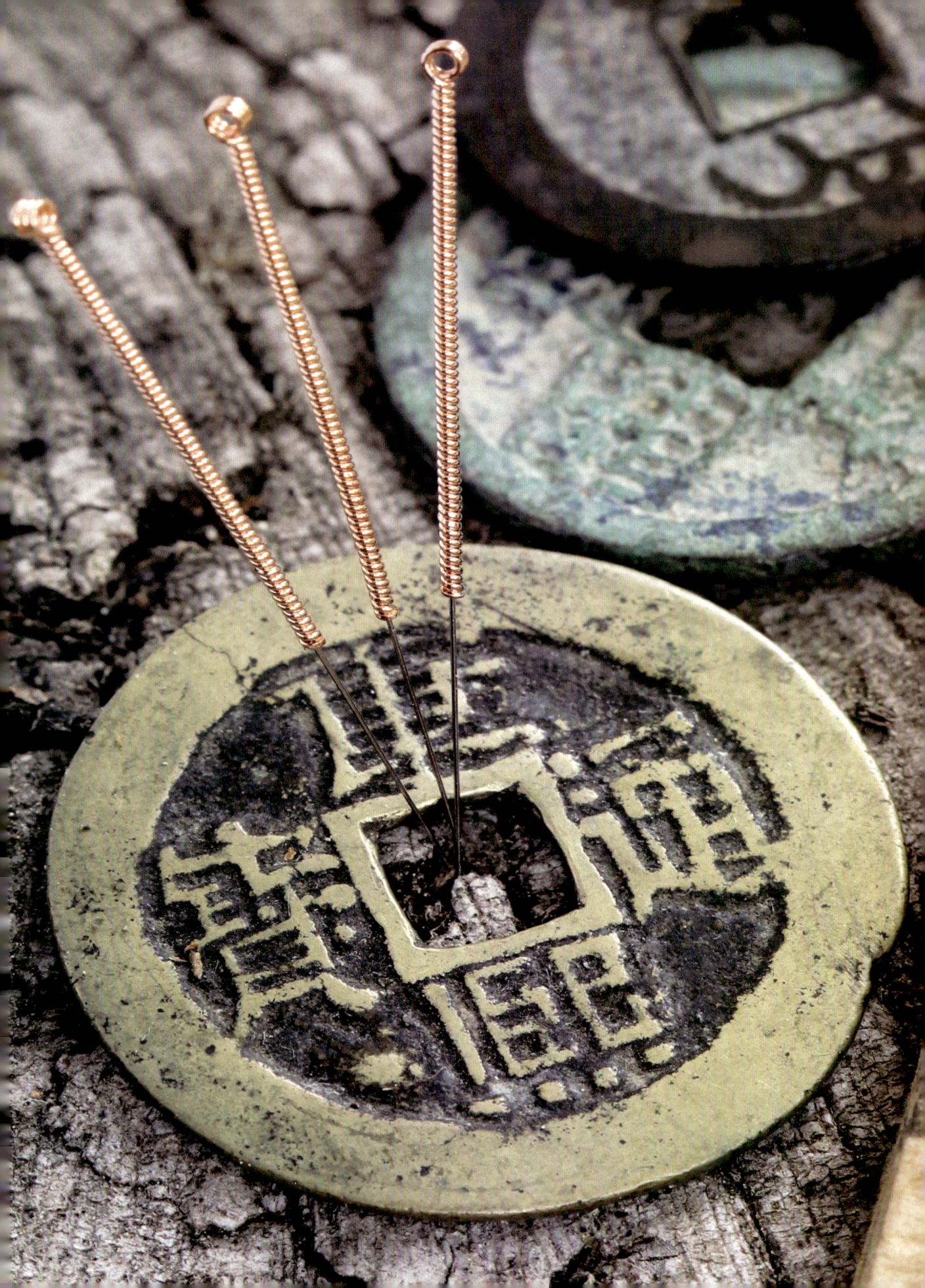

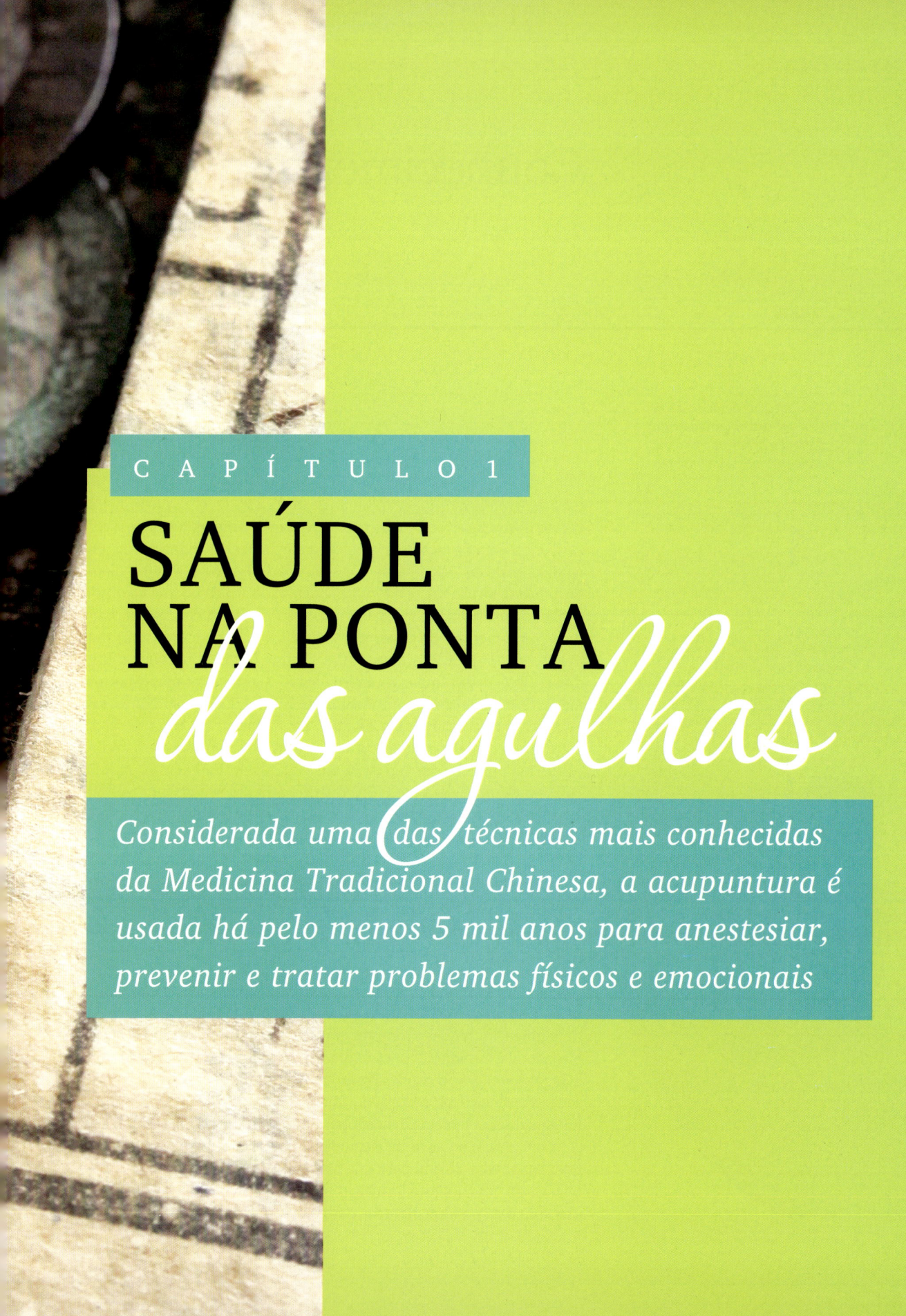

CAPÍTULO 1

SAÚDE NA PONTA *das agulhas*

Considerada uma das técnicas mais conhecidas da Medicina Tradicional Chinesa, a acupuntura é usada há pelo menos 5 mil anos para anestesiar, prevenir e tratar problemas físicos e emocionais

CAPÍTULO 1
ACUPUNTURA
HISTÓRICO

Conhecimento milenar

Para alguns historiadores, a prática da acupuntura advém do costume de massagear locais doloridos do corpo. Para outros, as agulhas seriam o resultado da evolução das lancetas usadas para perfurar bolhas. O fato é que ninguém sabe ao certo como surgiu essa técnica, considerada um dos pilares da Medicina Tradicional Chinesa (MTC). Evidências arqueológicas apontam apenas que a acupuntura — do latim *acus* (agulha) e *punctura* (punção) — nasceu na China entre 8.000 e 3.000 a.C., o que a torna um dos métodos de cura mais antigos do mundo.

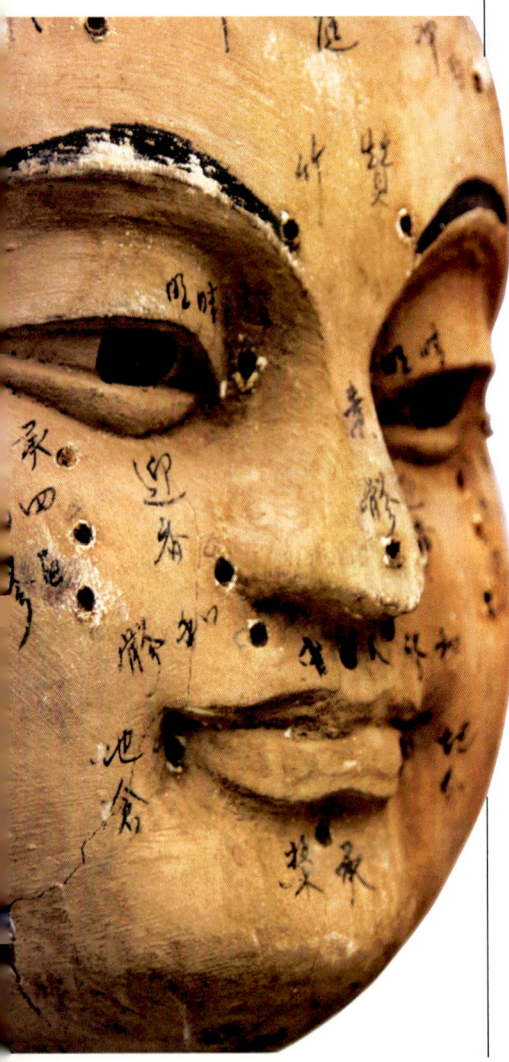

Esculturas de madeira eram utilizadas antigamente para identificar os pontos de acupuntura no corpo humano

O primeiro texto médico que fez menção à prática foi o *Nei Jing*: Tratado de Medicina Interna do Imperador Amarelo, Huang Di, que teria governado a China no período de 2697 a 2597 a.C. Sua primeira versão ilustrava as técnicas de exame físico e os fundamentos da MTC. Já a segunda abordava a ciência do diagnóstico e o tratamento com agulhas e moxas (queima de ervas compactadas sobre a pele), além de indicar a localização e a terapia relacionada a cada ponto do corpo.

Da China, a prática se espalhou por vários países asiáticos, passando por momentos de expansão e declínio. Na época da dinastia Tang (618-907 d.C.), a acupuntura ganhou os holofotes com a fundação do Colégio Imperial de Medicina, que formou os primeiros médicos especializados na técnica. Cerca de 200 anos depois, os chineses construíram uma estátua do tamanho de uma pessoa, com a representação de vísceras e órgãos no seu interior e os pontos de acupuntura marcados na parte externa. Conhecida como *O Homem de Bronze*, a escultura foi amplamente usada para treinar estudantes e deu impulso a pesquisas, até então nunca feitas, sobre o uso de agulhas para o tratamento dos mais variados sintomas.

Séculos mais tarde, veio o período de descrédito. Entre 1644 e 1911, a acupuntura foi excluída da grade de disciplinas das universidades e sua prática chegou a ser banida pelo imperador Dao Guang na Cidade Proibida em 1822, sob o pretexto de que teria uma abordagem de cura muito "esotérica". O aumento da influência da medicina ocidental durante o século XIX serviu de combustível para esse processo. Novos medicamentos e métodos de diagnóstico agitavam o meio acadêmico chinês e apresentavam grande eficácia no tratamento de doenças agudas. Contudo, o método não foi esquecido e, mesmo que "ilegalmente", continuou a ser aplicado nas áreas rurais. Foi essa preservação do conhecimento que permitiu uma nova popularização da técnica no século XX, quando Mao Tsé-Tung estimulou a integração da Medicina Tradicional Chinesa à alopatia ocidental.

Com a proclamação da República Popular da China, em 1950, o líder comunista insistiu para que profissionais das duas vertentes trabalhassem em conjunto, principalmente após a comprovação de que a acupuntura poderia oferecer efeitos anestésicos durante cirurgias.

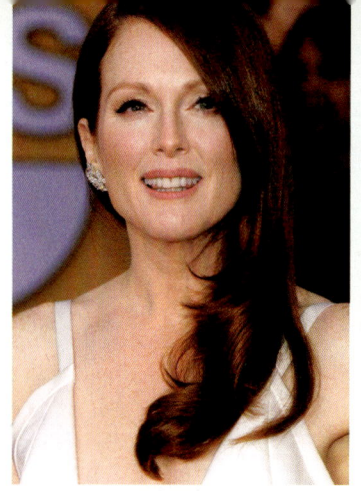
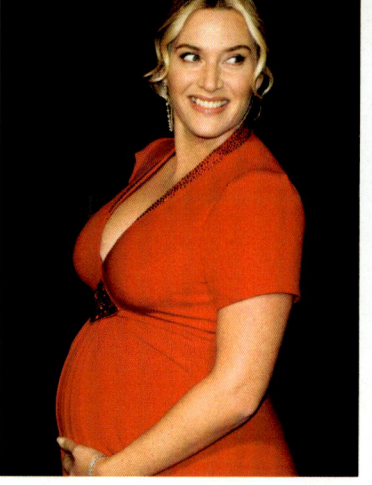
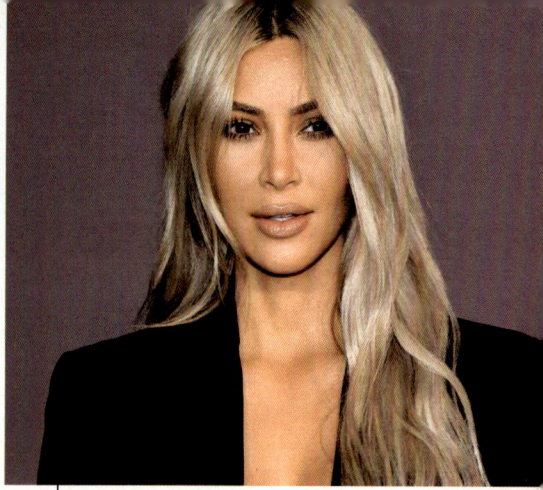

DA CHINA PARA O MUNDO

Embora tenha sido mencionada no Ocidente pelos primeiros exploradores europeus que visitaram o império chinês durante a Idade Média, como o italiano Marco Polo, a acupuntura se difundiu pelos cinco continentes somente nas últimas décadas. Nos Estados Unidos, passou a ser levada a sério a partir dos anos 1970, quando um repórter do *New York Times* escreveu um artigo contando como a técnica tinha lhe ajudado a aliviar dores após uma cirurgia de apêndice. Na mesma época, o presidente Richard Nixon esteve na China para realizar uma política de aproximação diplomática e comercial entre os dois países e voltou maravilhado com a eficácia do procedimento de cura com agulhas. Resultado? Em 1979, a Organização Mundial da Saúde passou a recomendar a terapia chinesa e pesquisas recentes revelam que até 20% da população norte-americana já se utilizou do método para tratar algum tipo de patologia durante a vida.

No Brasil, alguns imigrantes orientais praticavam a técnica no início do século passado, em colônias japonesas, mas esse conhecimento só chegou aos profissionais de saúde em 1958, quando o fisioterapeuta e massoterapeuta Frederido Spaeth lançou o primeiro curso de Formação em Acupuntura. Três anos mais tarde, o professor se juntou a Ermelio Pugliesi e Ary Telles Cordeiro para fundar o Instituto Brasileiro de Acupuntura (IBRA), a primeira clínica do Brasil.

Em 1995, o Conselho Federal de Medicina (CFM) e a Associação Médica Brasileira (AMB) passaram a reconhecer a acupuntura como uma especialidade médica. Quatro anos depois, a Agência Nacional de Saúde (ANS), que regulamenta os planos de saúde no Brasil, incluiu a técnica na lista de procedimentos cobertos pelos convênios.

Hoje, o tratamento é oferecido inclusive a pacientes do Sistema Único de Saúde (SUS), e tem atraído o interesse de um número cada vez maior de pessoas mundo afora. A *socialite* norte-americana Kim Kardashian, por exemplo, já postou uma foto em seu Instagram com o rosto cheio de agulhas. De acordo com ela, a acupuntura garantiu o controle do estresse durante a gestação de sua primeira filha, North West. A atriz britânica Kate Winslet também recorreu às agulhas durante a gravidez, mas como método de indução ao parto natural. Já Julianne Moore viu na técnica uma aliada contra a insônia após uma perda importante na família. E a cantora Jessica Simpson garante que a acupuntura lhe ajudou a emagrecer. Confira nas próximas páginas os princípios e benefícios dessa tradição milenar.

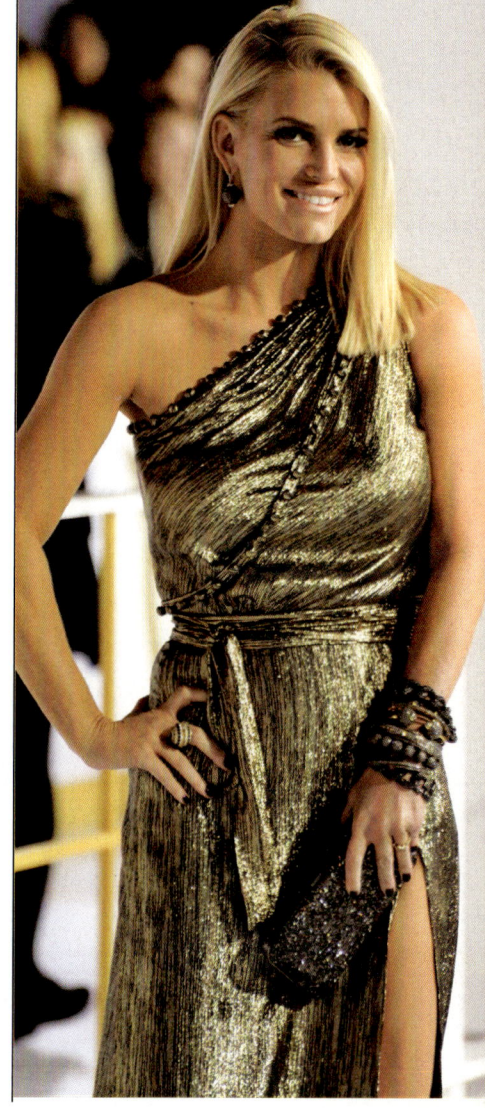

Famosas como Julianne Moore, Kate Winslet, Kim Kardashian e Jessica Simpson já recorreram à técnica chinesa para ter mais saúde

**CAPÍTULO 1
ACUPUNTURA**
FUNDAMENTOS

O BEABÁ DA
acupuntura

De acordo com a Medicina Tradicional Chinesa, todas as enfermidades são resultado da má distribuição da energia vital, mas cada órgão possui um ponto correspondente na pele que, uma vez estimulado, pode aliviar a dor, prevenir e até curar doenças

Sem conseguir suportar as dores que tinha por todo o corpo e controlá-las com os remédios indicados pelos médicos, a aposentada Pelágia Moissa, de 81 anos, chegou ao seu limite e pediu que toda a medicação fosse suspensa. Para ela, não adiantava mais insistir em analgésicos, já que não traziam mais alívio ao sofrimento que enfrentava diariamente. Foi quando uma equipe médica indicou a acupuntura para tratar as dores da fibromialgia. "Desde o primeiro dia, me senti bem melhor", conta a catarinense erradicada em Curitiba (PR), que recorreu à Medicina Tradicional Chinesa (MTC) pela primeira vez há cerca de seis anos. "Eu sentia dor até embaixo das unhas. Era generalizada: nas costas, na cabeça, nas pernas, no quadril... Não podia me mexer, não conseguia dormir, e trocar a roupa era um sacrifício."

As dores passaram ao longo do tratamento, que durou mais de dois anos. Sob o olhar da MTC, a dor é provocada por uma estagnação de energia e de sangue em determinada região do corpo. A queda do nível de oxigênio no local da lesão faz com que terminações nervosas sejam estimuladas e levem — pela medula até o cérebro — a informação de que há dor e perda de nutrientes. Para retomar a circulação normal da energia e do sangue no local afetado, pontos específicos do corpo precisam ser estimulados. É aí que as agulhas entram em cena para um tratamento integral.

A "MECÂNICA" DA TÉCNICA

Mas, afinal, o que a acupuntura faz com o nosso organismo para trazer alívio? Segundo a médica Gislaine Cristina Abe, especialista na técnica e responsável pelo ambulatório de Medicina Tradicional Chinesa do Setor de Investigação de Doenças Neuromusculares da Universidade Federal de São Paulo (Unifesp), o mecanismo de ação da terapia ainda não foi totalmente elucidado: "Sabe-se apenas que existe uma relação muito estreita com o sistema nervoso e o movimento da água no organismo". Já o médico Dirceu de Lavôr Sales, presidente do Co-

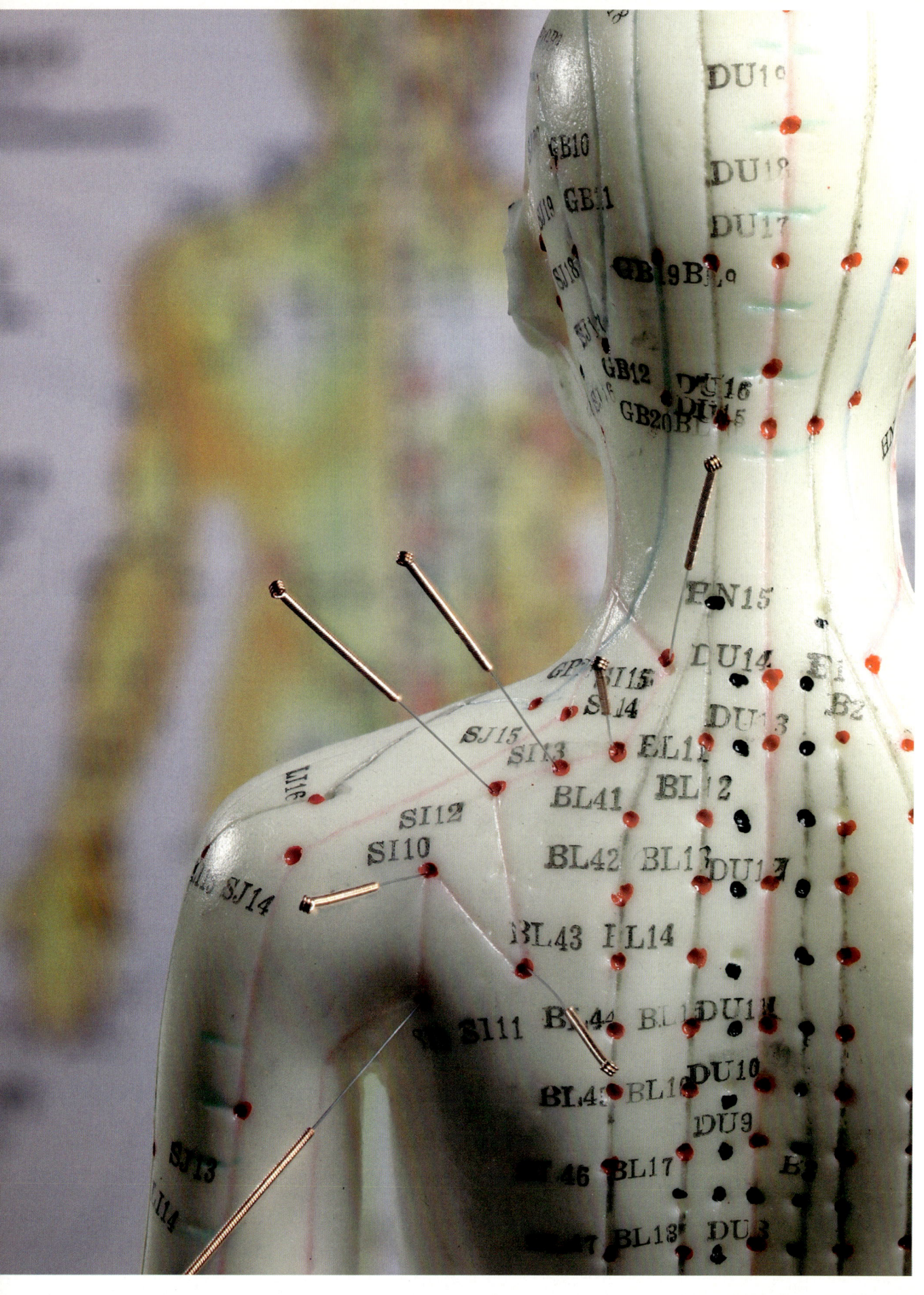

CAPÍTULO 1
ACUPUNTURA
FUNDAMENTOS

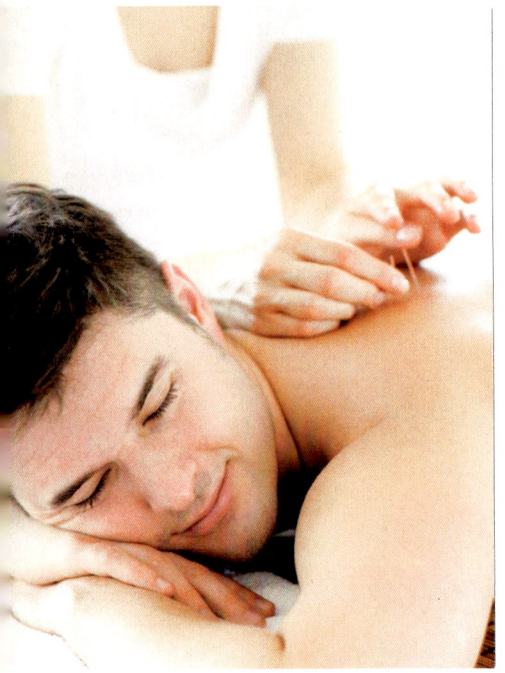

légio Médico Brasileiro de Acupuntura (CMBA), explica que, quando um ponto é estimulado, uma espécie de mensagem é enviada pelos nervos periféricos até o sistema nervoso central do paciente (medula e cérebro). Essa ação provoca a liberação de substâncias químicas conhecidas como neurotransmissores, desencadeando uma série de efeitos importantes: analgésico, anti-inflamatório, relaxante muscular; além de exercer uma ação moduladora sobre as emoções e os sistemas endócrino e imunológico.

O médico Alexandre Massao Yoshizumi, diretor do Colégio Médico Brasileiro de Acupuntura (CMBA) também ressalta que o uso de agulhas aumenta a liberação de endorfina no organismo, substância importante para o alívio da dor. "A acupuntura relaxa a musculatura, aumenta o fluxo de sangue e dessensibiliza as terminações nervosas, bloqueando o estímulo nervoso a níveis medular e cerebral. Isso faz com que o tratamento não aja só no alívio da dor, mas também tenha um caráter curativo", completa o diretor-científico do Colégio Médico de Acupuntura do Paraná (CMA-PR), o anestesiologista e acupuntor Arlindo Antonio Cerqueira e Silva.

De acordo com os especialistas, o desequilíbrio energético

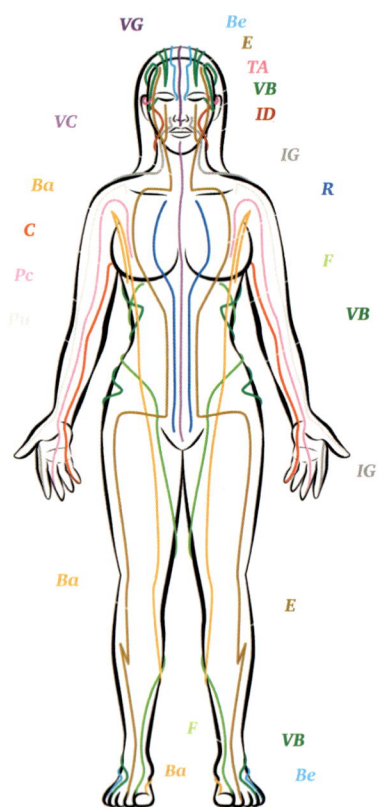

2 MERIDIANOS CENTRAIS:

Vaso da Concepção (VC)
Vaso Governador (VG)

12 MERIDIANOS PRINCIPAIS:

Estômago (E)
Baço (Ba)
Intestino delgado (ID)
Coração (C)
Bexiga (Be)
Rins (R)
Pericárdio (Pc)
Triplo Aquecedor (TA)
Vesícula biliar (VB)
Fígado (F)
Pulmão (Pu)
Intestino grosso (IG)

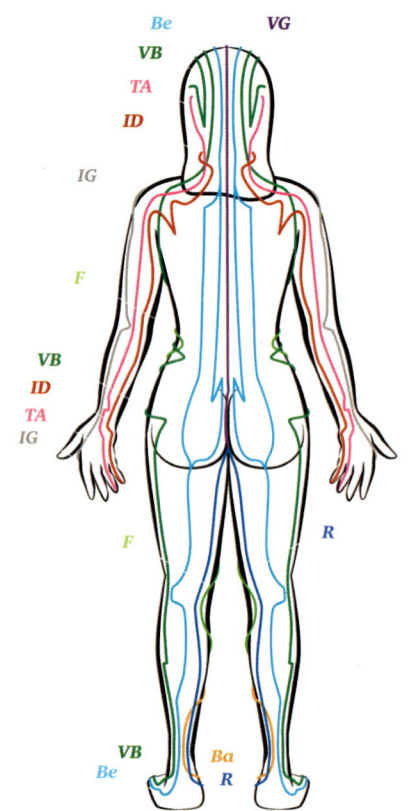

— e, consequentemente, a dor — é ocasionado por quatro fatores principais: o excesso ou a falta de atividade (física, mental, laboral, sexual); alimentação ou respiração inadequadas; viver sob a influência de componentes externos que o prejudiquem (como calor, frio e umidade); e fatores emocionais (medo, tristeza, ansiedade, raiva, entre outros).

Esse contexto faz com que o paciente seja analisado como um todo, incluindo suas emoções e seu estilo de vida. "Na acupuntura, a gente trata o doente, e não a doença. Muitas vezes, o tratamento de uma dor de cabeça, por exemplo, é diferente para dois pacientes", explica Yoshizumi.

Cerqueira reforça que a dor é apenas um sinal de alerta. O importante é o profissional saber fazer o diagnóstico e entender as causas da reclamação. "Não existe uma regra definida. A causa é variada e o tratamento, também", diz. Esse grande número de possibilidades que estão ao alcance dos médicos é reflexo da enorme quantidade de pontos que podem ser acionados pelas agulhas. De acordo com Yoshizumi, há mais de 3 mil deles. Esses pontos afetam os órgãos e estão localizados sobre canais de energia, chamados meridianos, que se espalham pelo corpo (*veja ilustração na página ao lado*).

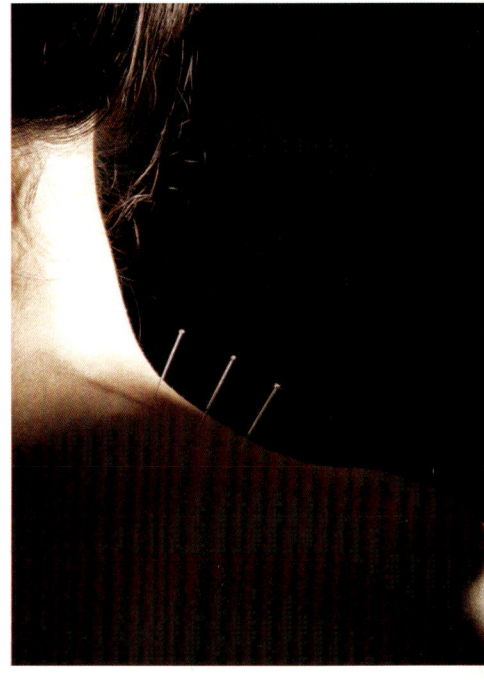

Meridiano	Sigla	Nome chinês	Origem	Destino	Polaridade	Total de pontos	Horário (*)
Estômago	E	*Wei*	cabeça	pés	Yang	45	7h–9h
Baço/pâncreas	Ba	*Pi*	pés	tronco	Yin	21	9h–11h
Intestino delgado	ID	*Xiao Chang*	mãos	cabeça	Yang	19	13h–15h
Coração	C	*Xin*	tronco	mãos	Yin	9	11h–13h
Bexiga	Be	*Pang Guan*	cabeça	pés	Yang	67	15h–17h
Rins	R	*Shen*	pés	tronco	Yin	27	17h–19h
Pericárdio	Pc	*Xin Bao*	tronco	mãos	Yin	9	19h–21h
Triplo Aquecedor	TA	*San Jiao*	mãos	cabeça	Yang	23	21h–23h
Vesícula biliar	VB	*Dan*	cabeça	pés	Yang	44	23h–1h
Fígado	F	*Gan*	pés	tronco	Yin	14	1h–3h
Pulmão	Pu	*Fei*	tronco	mãos	Yin	11	3h–5h
Intestino grosso	IG	*Da Chang*	mãos	cabeça	Yang	20	5h–7h

(*) Horário em que a energia passa por cada um dos 12 meridianos.

CAPÍTULO 1
ACUPUNTURA
FUNDAMENTOS

O princípio do *Yin* e *Yang*

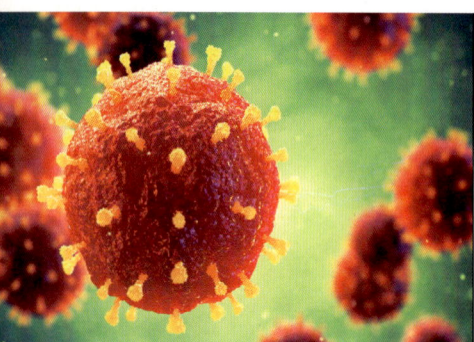

AS TRÊS FASES DA DOENÇA

1) ENERGÉTICA: o cansaço, a falta de energia, a perda de memória e a dificuldade de concentração são sinais de que há um desequilíbrio energético no organismo. Por não trazer muitos sintomas clínicos, o problema dificilmente é identificado em exames médicos convencionais. O aumento dessa desarmonia no corpo faz a doença progredir para a próxima etapa.

2) FUNCIONAL: é quando começam a ser percebidas alterações no funcionamento dos órgãos, o que acarreta em inflamações. São quadros de gastrite, insônia, tontura, depressão e dor. Exames identificam pequenas alterações, mas nem sempre explicam o que realmente está ocorrendo com o organismo. Medicamentos ajudam a controlar os sintomas, mas o corpo permanece em desequilíbrio.

3) ORGÂNICA: a evolução de alterações no quadro funcional faz com que lesões sejam instaladas no organismo, o que pode levar o indivíduo a sofrer, por exemplo, Acidente Vascular Cerebral (AVC), artrose, câncer ou infarto. Nesse ponto, as alterações são identificadas em exames e até podem ser recomendadas cirurgias.

A acupuntura, assim como toda a Medicina Tradicional Chinesa (MTC), baseia-se no sistema binário positivo e negativo que rege todo o universo. "Um dos fundamentos essenciais para o entendimento e a aplicação da MTC está na Teoria do Yin e do Yang, que se baseia em princípios opostos e interdependentes", destaca Reginaldo Filho, diretor geral da Escola Brasileira de Medicina Chinesa (Ebramec). Segundo essa filosofia milenar, o equilíbrio entre os dois polos mantém o corpo saudável, mas quando a harmonia entre essas energias é alterada ou tem seu fluxo bloqueado, uma enfermidade pode surgir.

Quando isso acontece, a acupuntura proporciona a possibilidade de ajustar os canais energéticos do corpo e equilibrar a falta ou o excesso de *Ying* e *Yang*. Esse processo é feito por meio da manipulação dos pontos cutâneos sensíveis relacionados a cada meridiano.

Já para a ciência médica ocidental, a terapia com agulhas tem uma ação menos "esotérica": seus benefícios, já comprovados por diversos estudos científicos, seriam resultado do estímulo do sistema nervoso central e da consequente liberação de substâncias químicas com efeitos analgésico e anti-inflamatório. Esses neurotransmissores e hormônios reforçam o sistema imunológico e regulam as funções do organismo. Além disso, a acupuntura tem efeito cumulativo. "Se feita constantemente, o sistema de defesa do paciente mantém-se ativo e o indivíduo permanece com o corpo e a mente saudáveis", afirma o anestesiologista e acupuntor Arlindo Antonio Cerqueira e Silva, diretor-científico do Colégio Médico de Acupuntura do Paraná (CMA-PR).

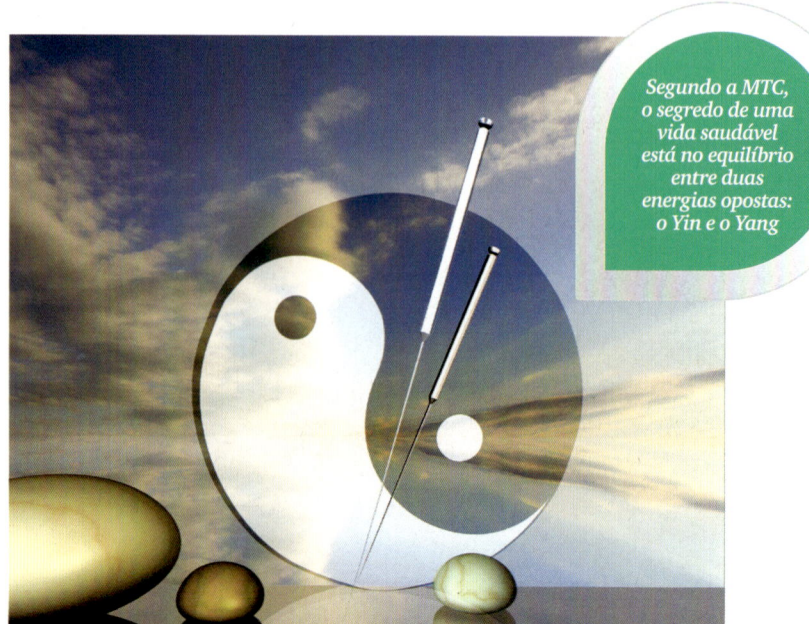

Segundo a MTC, o segredo de uma vida saudável está no equilíbrio entre duas energias opostas: o Yin e o Yang

Tratamento conjunto de todos os órgãos

De acordo com os fundamentos da acupuntura, uma doença não está associada ao comprometimento de apenas um sistema. Em muitos casos, é preciso tratar o organismo de forma conjunta e adequada. Entenda como funcionam os cinco principais órgãos e a quais emoções eles estão associados:

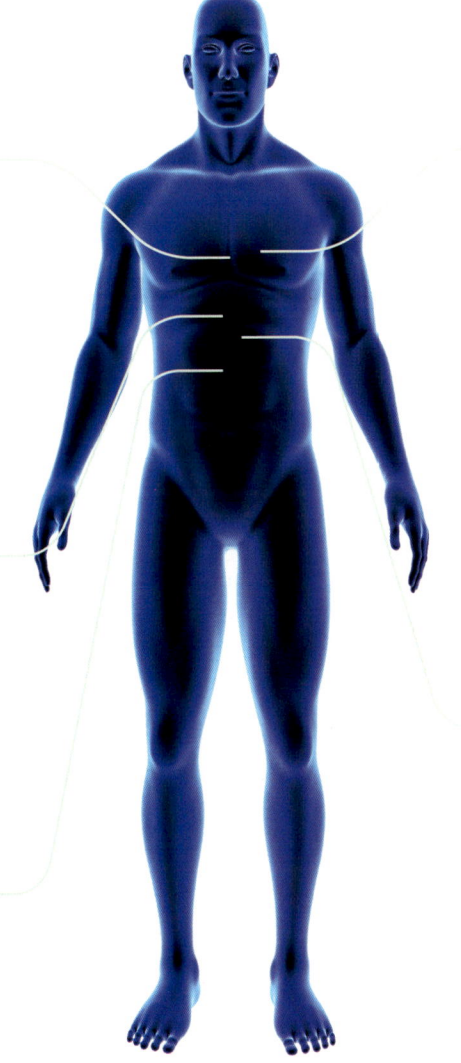

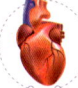

CORAÇÃO
Faz o sangue circular e influencia processos mentais. O coração é afetado pelo estresse e pela ansiedade, além de ser prejudicado por estados de euforia e alegria, especialmente se forem muito intensos.

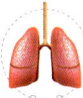

PULMÃO
Responsável por controlar a energia do organismo. Metaboliza a força vital que vem da respiração e influencia a circulação de líquidos e a dispersão de energia. A tristeza é a emoção que mais afeta esse órgão.

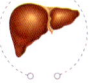

FÍGADO
Distribui a energia e o sangue de forma harmônica para todos os tecidos e órgãos. A raiva, a mágoa e a frustração são emoções que prejudicam o seu funcionamento. As mulheres são mais sensíveis a ele.

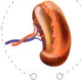

SISTEMA BAÇO/ PÂNCREAS
Influencia a absorção, a transformação e o transporte dos nutrientes de líquidos e alimentos pelo organismo. Quando não está em pleno funcionamento, produz líquido mais espesso, o que pode obstruir canais e dificultar a circulação da energia. O sistema costuma ser afetado por pessoas excessivamente perfeccionistas e intelectuais.

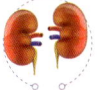

RIM
Manda energia para todos os órgãos e controla toda a vitalidade da pessoa, influenciando o nascimento, a fertilidade e o desenvolvimento. O medo e a falta de vontade são emoções que o afetam.

CAPÍTULO 1
ACUPUNTURA
FUNDAMENTOS

Avaliação cuidadosa

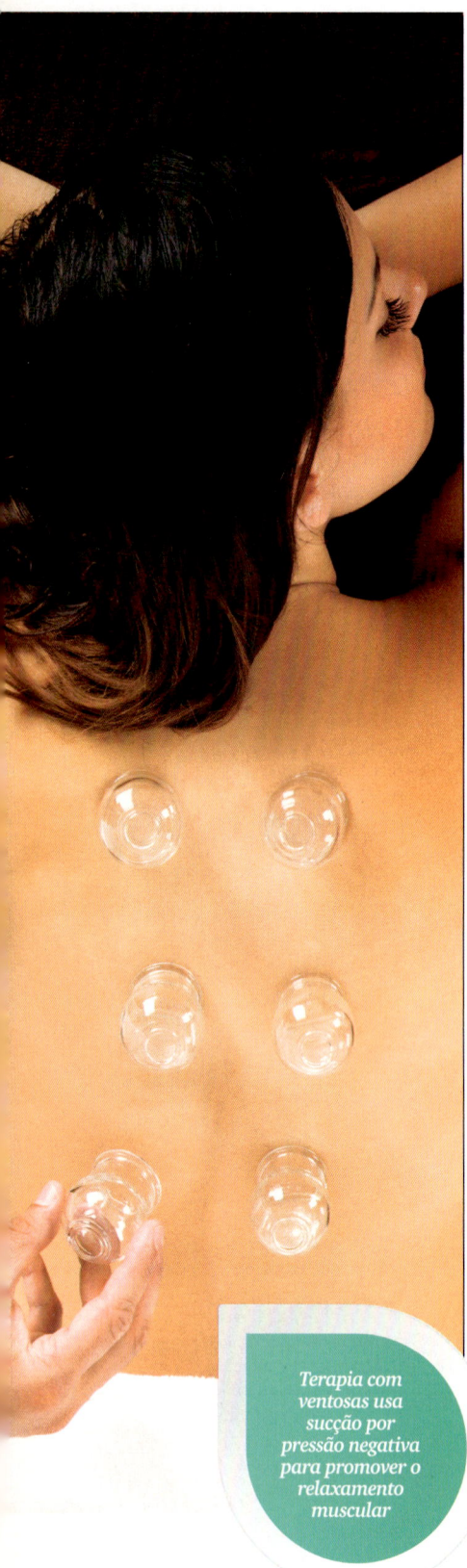

Terapia com ventosas usa sucção por pressão negativa para promover o relaxamento muscular

Ao fazer o diagnóstico, o médico acupunturista avalia o histórico clínico do paciente e usa parâmetros da MTC, como a observação da língua e a palpação tanto do pulso quanto das regiões abdominal e cervical. Também pode solicitar exames complementares, como a ressonância magnética.

Para que o efeito das agulhas seja potencializado, pode-se optar por incluir no tratamento estímulos elétricos, laser, calor ou usar sementes nos pontos indicados, entre outros recursos. O médico especialista em acupuntura e dor Marcus Yu Bin Pai, da clínica Dr. Hong Jin Pai e Associados, esclarece que a técnica com ventosas, por exemplo, usa sucção por pressão negativa para estimular o relaxamento muscular e a melhora da microcirculação local, enquanto a moxa (queima da Artemísia) estimula os pontos da acupuntura por meio do calor *(saiba mais sobre esses e outros métodos no capítulo 3)*.

MUITOS BENEFÍCIOS, POUCAS RESTRIÇÕES

Independentemente da teoria e do método seguido pelo acupunturista, a terapia pode apresentar resultados expressivos em pacientes com problemas respiratórios, musculares, de pele, urológicos, ginecológicos, gastrointestinais, neurológicos e até emocionais. Pessoas que sofrem com tabagismo, alcoolismo e dependência química também encontram na terapia uma grande aliada.

A Organização Mundial da Saúde (OMS) lista mais de 60 doenças para as quais a acupuntura é indicada. Já dentro da medicina chinesa, esse número sobe para 300. "De modo geral, a prática é indicada para todas as pessoas que sofrem de dores, estresse, ansiedade, enxaqueca, alterações hormonais, menstruais etc", destaca Pai. A terapia ainda pode ser uma saída para quem tem sintomas vagos e não consegue alívio por meio de tratamentos convencionais.

Além da atuação direta sobre as principais queixas dos pacientes, Reginaldo Filho, diretor geral da Escola Brasileira de Medicina Chinesa (Ebramec), explica que a acupuntura proporciona mais qualidade de vida. "Principalmente naquelas condições mais crônicas, nas quais o paciente já tentou diferentes abordagens terapêuticas sem o sucesso esperado", conta.

Também é importante sa-

A Organização Mundial da Saúde recomenda a acupuntura para o tratamento de mais de 60 doenças

ber que não há restrição de idade para os pacientes. A acupuntura pode ser usada inclusive em recém-nascidos, que tendem a apresentar mais restrições medicamentosas por conta das reações adversas. Uma das terapias mais indicadas para bebês é a que combate complicações respiratórias, como a bronquite. E o tratamento não precisa ser necessariamente feito com agulhas.

Prática proporciona mais qualidade de vida a pessoas com problemas crônicos e ajuda a evitar o excesso de remédios

Já no caso de idosos, a acupuntura pode ser um meio de diminuir a quantidade de remédios de uso contínuo. Pelo mesmo motivo, a técnica é indicada também a mulheres grávidas ou lactantes: "Deve ser a primeira escolha para o tratamento de diversos sintomas, inclusive da depressão pós-parto", destaca Filho. Só é fundamental que a gestante informe que está nesta condição ao médico, pois alguns pontos do organismo não devem ser estimulados por agulhas durante a gravidez, a fim de evitar desconfortos e até mesmo um aborto.

Por outro lado, deve-se evitar a técnica com agulhas em pessoas que apresentem alterações na coagulação sanguínea, como hemofílicos. "Doenças crônicas em fase avançada também precisam ser avaliadas com cuidado no aspecto risco/benefício", informa a médica Gislaine Cristina Abe, especialista em acupuntura e responsável pelo ambulatório de Medicina Tradicional Chinesa do Setor de Investigação de Doenças Neuromusculares da Universidade Federal de São Paulo (Unifesp).

Pacientes com medo extremo de perfurações, por sua vez, exigem atenção redobrada para evitar acidentes. Neste caso, é possível recorrer a métodos que dispensam o uso de agulhas, como moxabustão, *cupping*, laserterapia ou sonopuntura. Por fim, é importante evitar áreas na pele com qualquer tipo de infecção ativa.

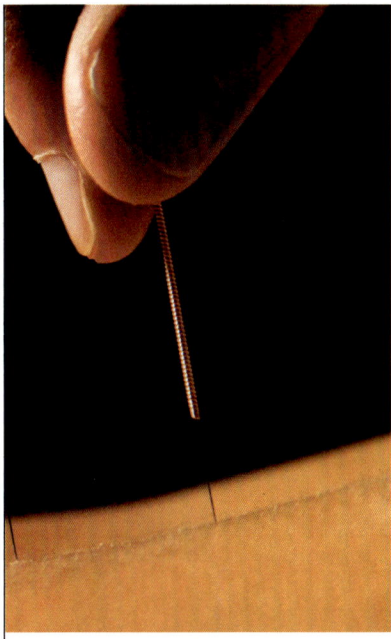

QUEM NÃO DEVE FAZER COM AGULHAS

● **HEMOFÍLICOS**
Não devem se submeter à acupuntura tradicional, pois podem ter lesões musculares e o sangue não irá estancar.

● **SOROPOSITIVOS**
Se estiverem com baixa imunidade, os portadores do HIV devem evitar o método com agulhas para não ter seu estado agravado.

● **PESSOAS EM TRATAMENTO COM CORTICOIDES**
A acupuntura não é contraindicada nestes casos, mas pode ter seu efeito minimizado. Isso porque os corticoides são medicamentos que combatem inflamações. E é justamente a inflamação das pequenas lesões, provocada pelas agulhas, que ajuda a recuperar os órgãos doentes.

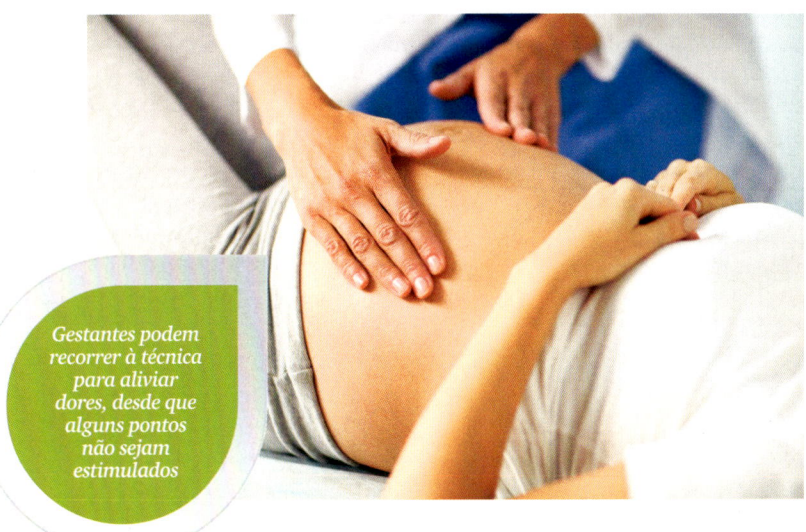

Gestantes podem recorrer à técnica para aliviar dores, desde que alguns pontos não sejam estimulados

CAPÍTULO 1
ACUPUNTURA
FUNDAMENTOS

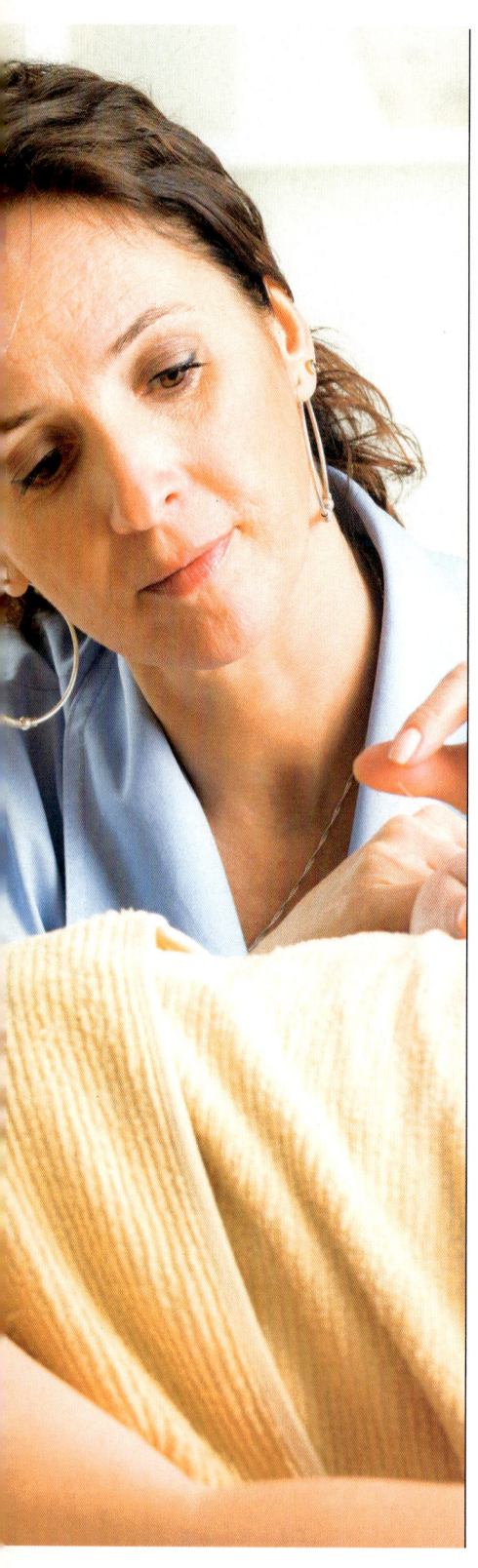

Como escolher o profissional certo

Como ainda não existe uma legislação federal que regulamente a profissão de acupunturista no Brasil (atualmente tramita no Congresso Nacional o Projeto de Lei n.1549/2003), o Ministério da Saúde considera a prática multiprofissional. Mas há várias disputas judiciais entre entidades de classe pelo monopólio ou direito ao exercício.

O Colégio Médico Brasileiro de Acupuntura (CMBA) e o Conselho Federal de Medicina (CFM), por exemplo, defendem que a acupuntura seja exercida exclusivamente por médicos, veterinários e cirurgiões-dentistas. Para essas entidades, isso aumentaria as chances de o diagnóstico ser feito corretamente e de o tratamento ser conduzido de forma adequada. Os conselhos de outras categorias da área da saúde (como fisioterapeutas, fonoaudiólogos, psicólogos etc.), por sua vez, afirmam que seus profissionais também devem exercer a atividade, desde que tenham feito cursos de aprimoramento na técnica.

De acordo com a conselheira Simone Leite, do Conselho Nacional de Saúde (CNS), como a prática vem de outro país, a regulamentação depende dos conselhos federais de cada categoria. São eles que devem definir como seus profissionais trabalharão com a terapia dentro da sua área de atuação. Mas, mesmo diante de um cenário incerto, muitos municípios já têm integrado a acupuntura a seus sistemas públicos de saúde por meio das Práticas Integrativas e Complementares (PICs) oferecidas pelo SUS, além de oferecerem cursos profissionalizantes a enfermeiros e dentistas. "Comportamentos como estes têm dado subsídio para que os conselhos federais tomem decisões mais claras e rápidas", destaca Simone.

Fato é que o estudo e a capacitação do profissional são de extrema importância para garantir que os pontos sejam estimulados da forma correta. É somente dessa maneira que o método poderá trazer benefícios reais e sem efeitos colaterais graves. "O bom acupunturista busca entender as causas das queixas e os sintomas que acometem o paciente, além de identificar como eles podem estar relacionados à melhor combinação de pontos", diz Reginaldo Filho, que não recomenda a autoaplicação por pessoas que não sejam devidamente treinadas.

Capacitação é fundamental para definir a causa dos sintomas e a combinação ideal de pontos

Por isso, antes de começar a fazer as sessões, pesquise e procure por profissionais que estejam preparados e autorizados a trabalhar com a terapia. "Dê preferência a um profissional que seja formado também em medicina, o que faz com que ele conheça a anatomia humana e, assim, os riscos fiquem minimizados", orienta o médico acupunturista Wu Tu Hsing, diretor do centro de acupuntura do Instituto de Ortopedia e Traumatologia do Hospital das Clínicas da Faculdade de Medicina da Universidade de São Paulo (FMUSP).

> *Médico ou não, o acupunturista deve fazer o exame à moda oriental, que inclui a verificação do pulso e da língua*

A única particularidade é que, de acordo com os fundamentos da Medicina Tradicional Chinesa, o paciente deve ser avaliado de forma integral: mente e corpo são partes de uma mesma unidade. Assim, seja médico ou não, o acupunturista deverá escutar, perguntar e fazer o exame físico à moda oriental, que inclui a verificação do pulso (parte fundamental do diagnóstico) e da língua. Exames complementares podem ser solicitados.

Se bem feita, essa escolha poderá ser o pontapé para a melhora significativa de sintomas e uma série de doenças, além de permitir a retomada da rotina prejudicada por ondas frequentes de dor e desconforto. "Muitos de nossos pacientes vêm para sessões regulares sem qualquer problema de saúde. Apenas buscando bem-estar, qualidade de vida e o alívio do estresse do dia a dia", destaca Pai.

QUAIS SÃO OS EFEITOS COLATERAIS?

Quando realizada por um profissional qualificado, a acupuntura praticamente não apresenta reações adversas. "Uma pesquisa científica feita na Inglaterra avaliou mais de 33 mil sessões e constatou que os efeitos colaterais são baixíssimos: algo em torno de 1,5% a 3%", destaca o especialista da clínica Dr. Hong Jin Pai e Associados. Após a sessão, porém, o paciente pode apresentar pequenos hematomas devido à punção da pele durante a aplicação das agulhas. Essas manchas tendem a desaparecer sozinhas em questão de horas ou poucos dias — dependendo da tonalidade e do tipo de pele do paciente.

Pai reforça que boa parte dos pontos de acupuntura são indolores, tanto que o paciente muitas vezes nem nota a presença das agulhas após a penetração. Contudo, pode haver uma pequena dor local quando for necessária a estimulação de pontos mais profundos. Neste segundo caso, a rotação das agulhas para potencializar o efeito do tratamento pode causar leves reações físicas. Entre as principais estão aquecimento ou resfriamento local, distensão e formigamento. Mas esses possíveis desconfortos são minimizados de acordo com o treinamento, o conhecimento e a experiência prática do acupunturista.

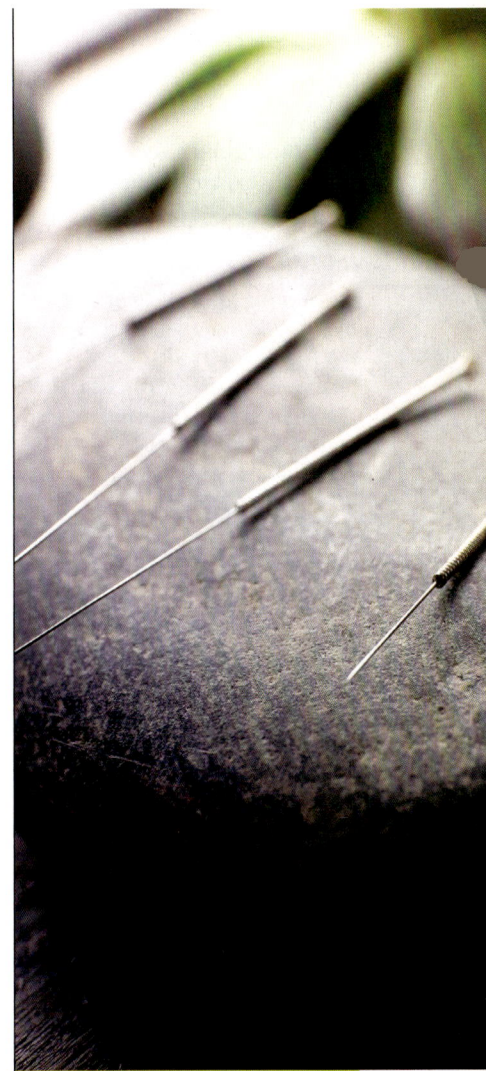

FINAS E FIRMES

Atualmente, as agulhas usadas durante as sessões de acupuntura são estéreis e descartáveis. Feitas de aço inoxidável e flexível, elas têm pontas que não cortam e são extremamente finas. Seu diâmetro pode variar de 0,20 a 0,30 milímetro, e o comprimento vai de 15 a 70 milímetros, características que fazem com que elas sejam até dez vezes mais finas que as agulhas de injeção utilizadas em procedimentos médicos.

CAPÍTULO 1
ACUPUNTURA
FUNDAMENTOS

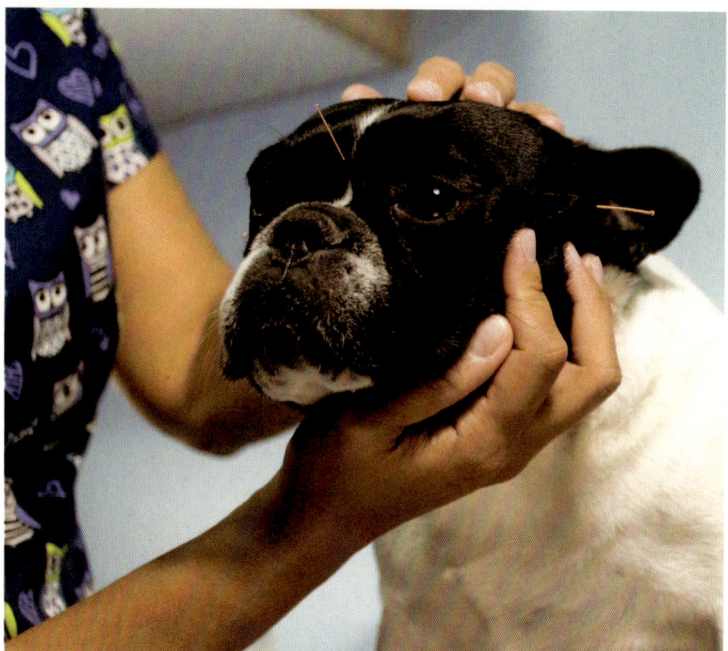

OS TIPOS DE DOR E SEUS CUIDADOS

O tratamento de uma dor pode variar, em média, de duas a 30 sessões de acupuntura, dependendo do tipo e da intensidade. Em casos mais graves, chega-se a indicar de duas a três sessões semanais e a associar a terapia com medicamentos. Já o tratamento preventivo pode ser feito ao longo da vida, com uma consulta por semana. Entenda como as dores podem ser classificadas:

● **LEVE:** com intensidade entre zero e três na Escala Visual Analógica (EVA). A dor existe, mas não é permanente.

● **MODERADA:** intensidade entre três e sete na escala EVA. A dor não é esquecida, mas não impede a execução de tarefas.

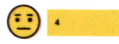

● **AGUDA:** iniciada há menos de 15/30 dias.

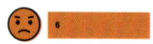

● **CRÔNICA:** existente há mais de um mês.

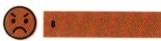

● **INTENSA:** entre sete e dez na escala EVA. A dor persiste, mesmo em repouso, e atrapalha as tarefas.

ALÍVIO TAMBÉM PARA *PETS*

Menos dor, melhor desenvolvimento das articulações e, principalmente, qualidade de vida. A acupuntura é uma das mais novas sensações entre os que possuem animais de estimação, pois prolonga, previne e auxilia nos cuidados da saúde desses companheiros. No entanto, é preciso atenção na hora de procurar um especialista e ao iniciar a terapia. "Muitas vezes, as pessoas acham que esses métodos complementares vão curar qualquer problema. Mas primeiro deve-se procurar um médico veterinário clínico para o exato diagnóstico. Somente após a detecção da enfermidade, os bichos podem ou não ser encaminhados para tratamentos desse tipo. Isso vai depender da doença, do estágio em que se encontra, do animal e de sua aceitação", diz Franciane Cardoso, responsável pela área de recuperação do Hospital Veterinário da Universidade Anhembi Morumbi.

Um dos maiores benefícios que a técnica com agulhas proporciona aos bichos é o relaxamento. Tanto que, durante a sessão, os *pets* costumam passar a maior parte do tempo dormindo. Outras indicações são para problemas de coluna e doenças ou distúrbios gastrointestinais, neurológicos, neuromusculares, endócrinos e cardíacos.

Além disso, a acupuntura reforça o sistema imunológico dos *pets* e destaca-se entre as PICs (Práticas Integrativas Complementares) como o método veterinário que menos provoca efeitos colaterais. Uma sessão custa, em média, R$ 70. Mas é importante que o veterinário avalie se a técnica realmente trará benefícios em cada caso. "Forçá-los a uma situação em que o corpo não responde pode acarretar no agravamento do problema ou até no surgimento de novas enfermidades", ressalta a veterinária homeopata Cynthia Hassun.

Acupuntura é o método que menos causa efeitos colaterais em animais de estimação

OS RISCOS MAIS COMUNS

Embora não provoque dor, contribua para o bem-estar e praticamente não apresente efeitos colaterais, a acupuntura pode causar prejuízos à saúde caso as agulhas sejam aplicadas por um profissional sem a devida qualificação. Confira os principais perigos:

DISSEMINAÇÃO DE DOENÇAS
Agulhadas em determinados locais podem espalhar doenças para outras partes do corpo. Com a perfuração do intestino, por exemplo, as bactérias deste órgão vão para o peritônio, infeccionando-o.

PNEUMOTÓRAX
A perfuração do pulmão provoca essa enfermidade, que causa falta de ar e requer cirurgia. O procedimento é realizado para retirar o ar que fica acumulado entre o pulmão e a membrana que reveste internamente a parede do tórax.

TAMPONAMENTO CARDÍACO
Com a perfuração do coração, o sangue fica preso entre este órgão e o tecido fibroso que o protege, chamado pericárdio. O coração para porque não consegue contrair e descontrair, o que pode levar à morte.

QUEIMADURA NA CARTILAGEM DA ORELHA
Se não for realizada por um profissional competente, a eletroacupuntura pode queimar a cartilagem da orelha, causando infecção e até necrose.

INFECÇÕES
Pessoas tratadas por acupunturistas que reaproveitam agulhas correm mais risco de ter infecções. As agulhas são contaminadas por bactérias que ficam na pele. Quando penetram novamente, o paciente contrai uma infecção, causada principalmente pela bactéria *estafilococo*, que destrói células dos ossos e do sangue. Se ficar localizada, a infecção também pode formar um abcesso, que deverá ser drenado cirurgicamente. O mesmo risco acontece com pacientes que levam as agulhas para casa e as reutilizam na próxima sessão. O ideal é que as agulhas sejam descartáveis.

PERFURAÇÃO DE ÓRGÃOS
Se mal aplicadas, as agulhas podem perfurar o fígado ou o rim, causando hemorragias.

SÍNDROME COMPARTIMENTAL
Quando uma veia mais profunda é perfurada, principalmente na perna ou na mão, é possível que o sangue não coagule e fique parado em algum compartimento. Neste caso, é necessária a realização de uma cirurgia para a retirada do sangue estagnado.

EXPANSÃO DO CÂNCER
Agulhadas em um local onde há tumor fazem com que este se espalhe e atinja outras partes do corpo.

DESMAIO
A colocação das agulhas no pescoço, por exemplo, ou o medo do tratamento pode ocasionar uma liberação do nervo vagal (localizado no tórax), provocando queda de pressão arterial e diminuição do batimento cardíaco. Essas alterações levam à falta de ar no cérebro, causando, além do desmaio, tontura e liberação esfincteriana (eliminação descontrolada de urina e fezes).

LESÃO DOS NERVOS
As agulhas podem atingir vários nervos, que ficam inflamados e doloridos por cerca de 15 dias, mas depois se regeneram.

CAPÍTULO 1
ACUPUNTURA

EFEITOS

COMO O SEU *corpo reage*

Estudos científicos mostram os fenômenos biológicos desencadeados pela aplicação de agulhas. Veja os principais

DIMINUIÇÃO DA DOR
O sistema nervoso produz endorfinas, analgésicos naturais que bloqueiam as mensagens de dor.

DILATAÇÃO DOS VASOS SANGUÍNEOS
Permite que remédios tenham acesso a áreas anteriormente bloqueadas.

MELHORA A CIRCULAÇÃO
Além de tecidos lesionados, verifica-se uma melhor circulação do sangue também nos órgãos, especialmente no útero. Isso ajuda a reduzir problemas de infertilidade decorrentes de uma baixa movimentação sanguínea no sistema reprodutor feminino.

RECUPERAÇÃO DE LESÕES MAIS RÁPIDA
A acupuntura acelera a recuperação dos tecidos em áreas lesionadas. Além disso, muitos esportistas recorrem à técnica antes e depois de competições, pois ela ajuda a preparar o corpo para a atividade física e alivia as dores musculares após o exercício intenso. Nos Estados Unidos, jogadores de basquete da NBA e do futebol americano da NFL, além de lutadores do UFC, não abrem mão das espetadas.

ALTERAÇÕES ENDÓCRINAS
Aumenta a concentração de hormônios como a cortisona (relacionada a inflamações).

REFORÇO IMUNOLÓGICO
Há produção de substâncias que estimulam as células de defesa do organismo.

ESTÍMULO DE NEUROTRANSMISSORES
Por mais estranho que pareça, ter alguém espetando agulhas em você pode ser relaxante. Muitos pacientes até dormem durante as sessões. Isso porque as agulhas fazem o organismo liberar endorfina e modificam a concentração de substâncias como a noradrenalina e a serotonina no sistema nervoso, proporcionando também sensações de felicidade e bem-estar.

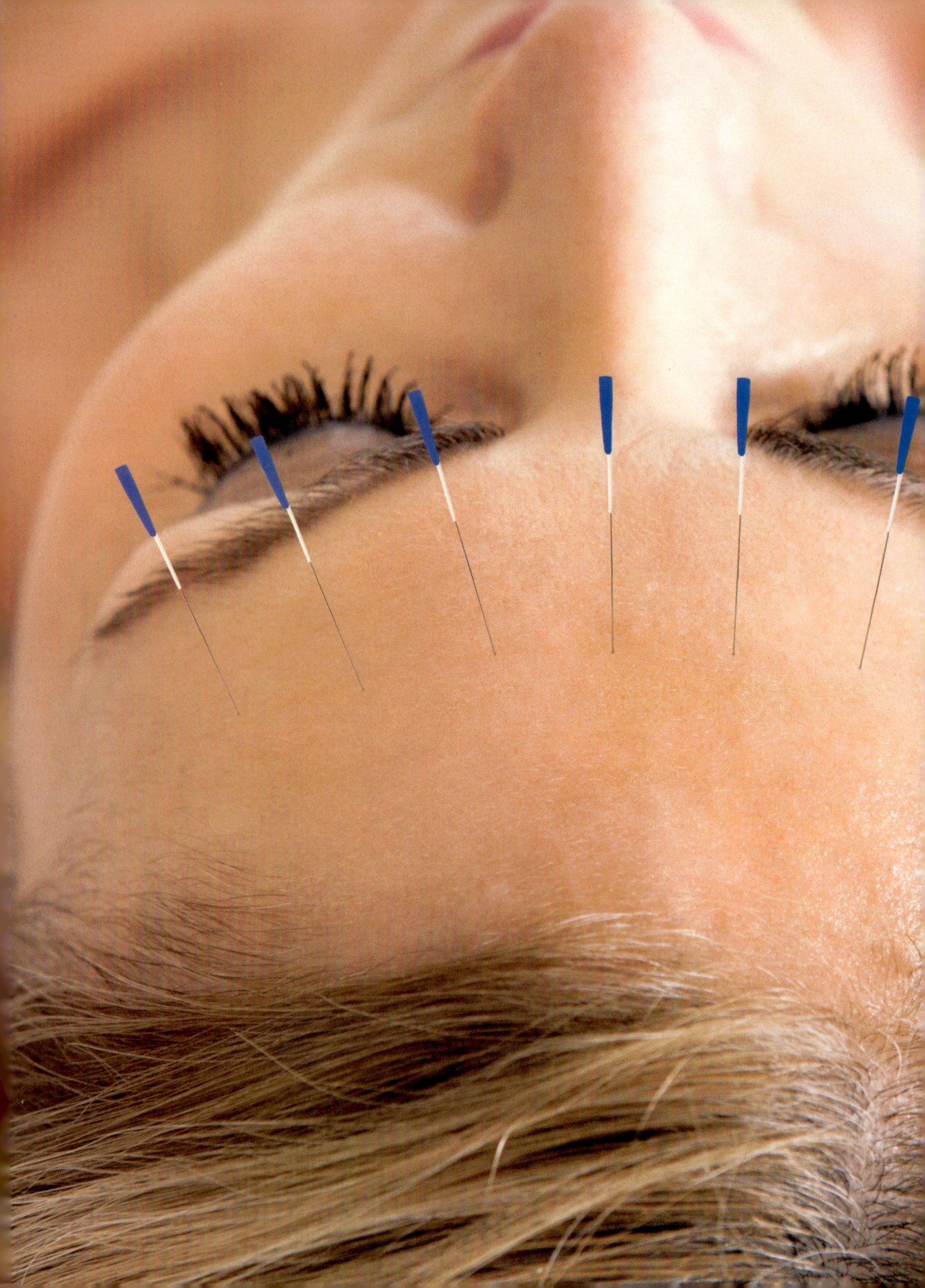

CAPÍTULO 2

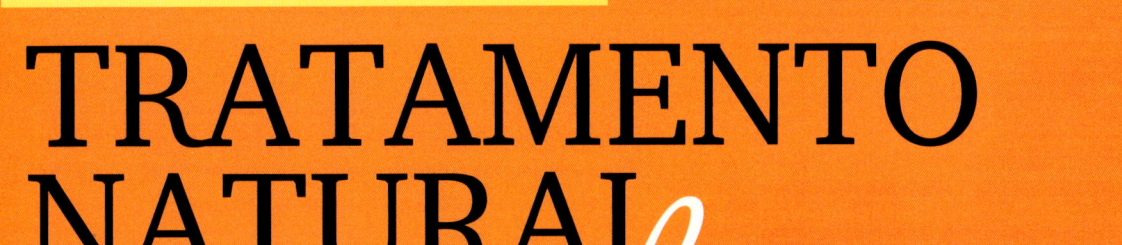

TRATAMENTO NATURAL
contra doenças

Pesquisas científicas já comprovaram a eficácia da acupuntura como recurso auxiliar no tratamento de diversos problemas de saúde. Confira alguns deles

CAPÍTULO 2
TRATAMENTO NATURAL CONTRA DOENÇAS

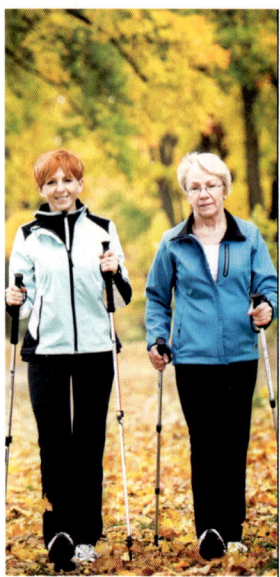

MOBILIDADE PÓS-AVC

A inserção de agulhas na cabeça tem ajudado bastante na recuperação de pacientes que tiveram Acidente Vascular Cerebral (AVC). Em sua tese de doutorado pela Faculdade de Medicina da USP, o médico Wu Tu Hsing estudou os efeitos da técnica chinesa na diminuição de sequelas decorrentes do AVC e obteve resultados animadores. "Cerca de 20% dos movimentos corporais, em sequelas parcialmente crônicas, retornam quando o paciente faz o tratamento com acupuntura", afirma Hsing. A prática também melhora as funções motoras e o equilíbrio. O método utilizado, chamado "escalpeano", consiste na colocação de agulhas em pontos do couro cabeludo.

PRESSÃO ARTERIAL SOB CONTROLE

A acupuntura contribui para baixar a pressão sanguínea, principalmente em pessoas com mais de 60 anos, o que diminui os riscos de AVC (Acidente Vascular Cerebral) e infarto, aponta um estudo realizado no Centro para Medicina Integrativa Susan Samueli, da Universidade da Califórnia (EUA), com 65 hipertensos que não tomavam remédio. O grupo que se tratou com eletroacupuntura (método que emprega estimulação elétrica de baixa intensidade) em pontos específicos do corpo — no lado interno do pulso e abaixo dos joelhos — apresentou uma queda evidente da pressão em 70% dos casos. Essa melhora se prolongou por um mês e meio e foi acompanhada por uma queda de 41% na concentração de noradrenalina (neurotransmissor que comprime os vasos sanguíneos), além de um aumento de 67% da renina (enzima, produzida pelos rins, que ajuda a controlar a pressão) e um decréscimo de 22% no nível de aldosterona (hormônio que aumenta a concentração de sódio e reduz a de potássio no sangue). Já o grupo que recebeu uma simulação falsa de acupuntura em pontos aleatórios do corpo não registrou nenhuma mudança na pressão.

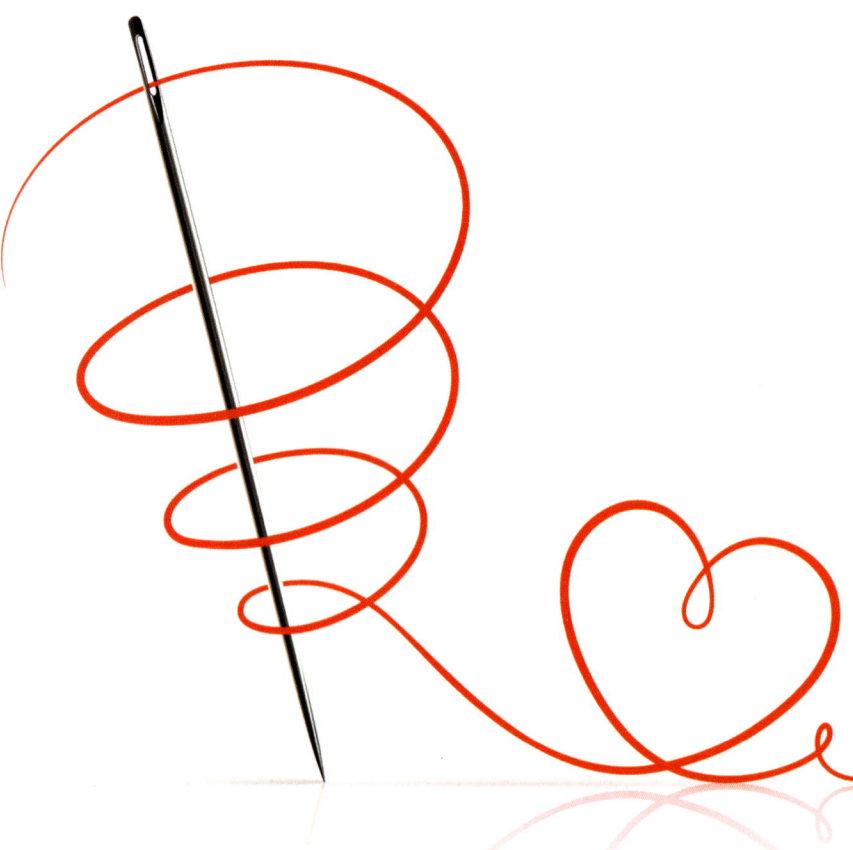

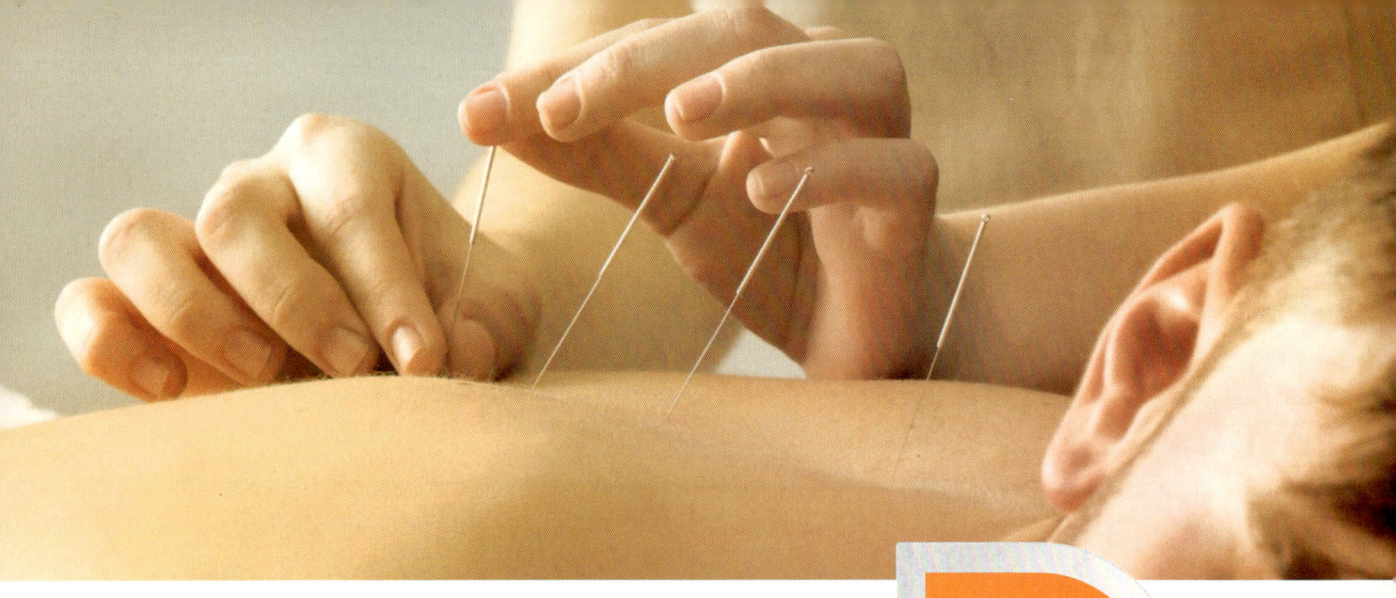

O FIM DAS DORES NAS COSTAS

Técnicas de acupuntura já estão sendo usadas pelo sistema público de saúde como tratamento complementar para a redução de dores e inflamações nas costas. É o caso da cidade de Campo Verde (MT), onde o grande número de queixas de dor na coluna em Unidades Básicas de Saúde Fluviais (UBSF) levou à criação de um Grupo de Lombalgia especializado na técnica chinesa. Os resultados foram imediatos e o uso das agulhas na Atenção Básica ainda reduziu o número de encaminhamentos de média complexidade.

A ciência também já comprovou essa eficácia. Em 2007, médicos da Universidade de Regensburg, na Alemanha, conduziram um estudo com mais de mil pacientes que tinham idade média de 50 anos e dor lombar crônica. O grupo que se submeteu a sessões periódicas de acupuntura apresentou um benefício bem maior em comparação com o que recebeu o tratamento convencional, à base de medicamentos. O trabalho foi publicado na respeitada revista *Archives of Internal Medicine*, editada nos Estados Unidos.

Segundo o acupunturista Mário Cabral, é o desequilíbrio que causa as contraturas musculares e faz aparecer desvios e lesões na coluna que vão causar dor. E é aí que entram as agulhas. Além de agir no local para reduzir dores e inflamações, elas contribuem para fortalecer o funcionamento da fisiologia corporal como um todo, ativando os pontos relacionados ao sistema *shin* (rins), que controla também a região lombar.

A técnica chinesa, aliás, é eficaz para o alívio de diversos tipos de dores nas costas — não apenas a lombar —, pois ajuda o organismo a liberar substâncias que estimulam a analgesia, evitando que a doença vire um problema crônico na vida do paciente. É o caso de quem sofre com hérnia de disco. Embora essa degeneração discal tenha base genética, é possível prevenir, tratar e amenizar as dores causadas pela hérnia por meio da acupuntura. "O tratamento é feito de acordo com o quadro de cada paciente e sempre tem uma eficácia muito grande, pois estimular os pontos diminui a dor", explica a pediatra e acupunturista Márcia Yamamura, do Center AO (Centro de Pesquisa e Estudo da Medicina Chinesa).

Além de agir nas costas para reduzir dores, as agulhas favorecem o bom funcionamento do corpo

Estudo com cerca de mil pacientes constatou que a acupuntura é mais eficaz que remédios para o tratamento de lombalgias

CAPÍTULO 2
TRATAMENTO NATURAL CONTRA DOENÇAS

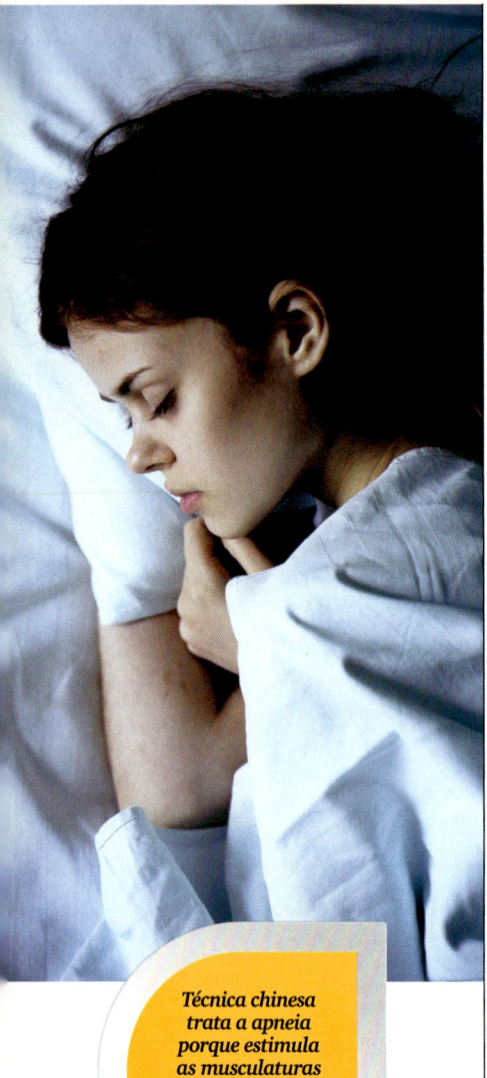

Técnica chinesa trata a apneia porque estimula as musculaturas da garganta, da face, do queixo e até do abdome

RONCO NUNCA MAIS

A acupuntura está revolucionando o tratamento da apneia — interrupções do sono por paradas respiratórias frequentes, que nos casos mais graves podem chegar a 100 eventos por hora. A médica Anaflávia de Oliveira Freire, especialista em acupuntura e medicina chinesa pela Universidade Federal de São Paulo (Unifesp), estudou a apneia e já tratou cerca de 100 pacientes. Ela garante: "Houve melhora de 80% em quem recebeu o tratamento, e mais de 50% dos não obesos com apneia moderada ou pouco grave melhoraram".

Anaflávia ressalta que o tratamento do ronco é fundamental para a prevenção da apneia. "O ronco leva à lesão da musculatura faringiana. Isso faz com que, em longo prazo, a musculatura fique muito fraca, a ponto de não conseguir segurar a garganta, o que provoca a apneia."

A acupuntura trata o ronco estimulando as musculaturas da garganta, da face, do queixo e determinados pontos do abdome. A quantidade de sessões para esse tipo de tratamento varia de acordo com a gravidade do caso. Mas a recomendação geral é de dez sessões iniciais.

A apneia começou a receber atenção dos estudiosos a partir dos anos 1980, com o surgimento da medicina do sono, e ganhou força na década seguinte com o advento da polissonografia, exame que faz a leitura do sono. Desde então, estudos mostraram que muitos acidentes ocorrem por causa deste problema de saúde. Motoristas e operadores de máquinas nas indústrias estão entre as vítimas mais graves. "Como a apneia prejudica a qualidade do sono, esses trabalhadores não descansam o suficiente. Quando estão trabalhando, sentem sonolência e acabam se acidentando, às vezes de forma fatal", diz Anaflávia. Além disso, a apneia causa danos cardiovasculares, como pressão alta e arritmia.

MENOR RISCO DE INFARTO E ANGINA

Além de baixar a pressão, a acupuntura tem efeito bastante positivo em casos de doenças coronárias. Em 1992, o vice-diretor da Universidade de Medicina Tradicional Chinesa de Hunan, na China, encabeçou um trabalho pioneiro no uso da angiografia coronária para observar os resultados da aplicação de agulhas no ponto C6, que costuma concentrar energia quando ocorrem problemas agudos no coração. O estudo comprovou que o estímulo deste ponto dilata a artéria coronária, ajudando a solucionar inúmeros problemas de saúde relacionados ao entupimento de vasos e a prevenir vários outros, tais como infarto e angina. Além de melhorar o funcionamento cardíaco de maneira geral, as agulhas influenciaram na freqüência, no nível e no tempo de duração das dores.

ALÍVIO À QUIMIOTERAPIA

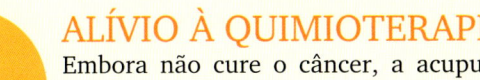

Embora não cure o câncer, a acupuntura pode contribuir com o tratamento da doença na forma de terapia auxiliar. "Ela ajuda a diminuir a dor oncológica e alguns efeitos colaterais causados pela quimioterapia, como náuseas, vômitos, diarreia e pruridos. Pessoas com qualquer tipo de câncer podem receber o tratamento. Os pontos estimulados ficam no braço, no abdome (próximo ao estômago), no punho e no joelho", diz o acupunturista Wu Tu Chung, médico assistente do setor de cirurgia pélvica do Hospital do Câncer A. C. Camargo, em São Paulo.

Em sua tese de doutorado pela Faculdade de Medicina da USP, Chung estudou o valor que as agulhas têm sobre os efeitos colaterais do tratamento contra o câncer. "A sessão é realizada na primeira semana que o paciente recebe a quimioterapia, porque esse é o período em que ele sente mais náuseas e vômitos", explica.

Outro estudo, comandado pelo oncologista David Pfister, do Memorial Sloan-Kettering Cancer Center, em Nova York (EUA), apontou que, além de controlar as reações de quimio e radioterapias, a acupuntura ainda atenua a dor, a fadiga e a sensação de boca seca em pacientes com câncer. Pfister acompanhou um grupo de pacientes em tratamento por três meses e pôde constatar que as sessões regulares da técnica chinesa trazem mais resultados que medicamentos anti-inflamatórios e analgésicos.

As pessoas submetidas às agulhadas apresentaram melhora 39% maior em relação às que utilizaram apenas o tratamento convencional. O médico lembra que o uso de fármacos no processo de cura da doença é indispensável, mas que a acupuntura também pode estimular a melhora do paciente.

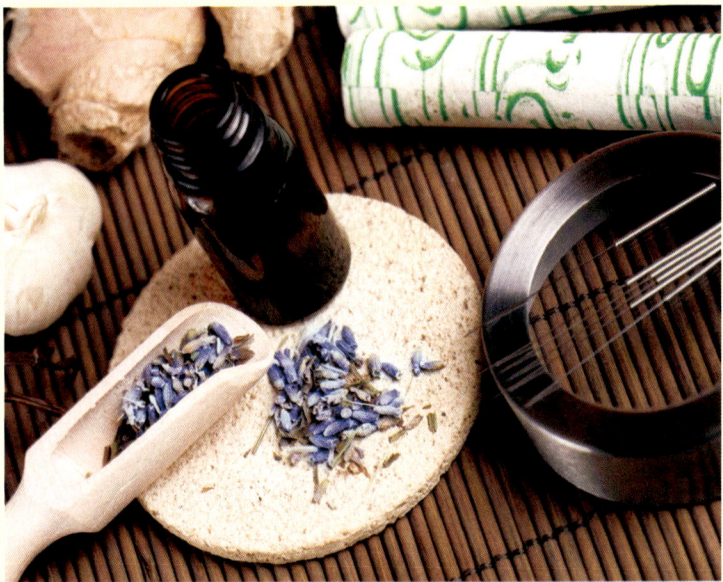

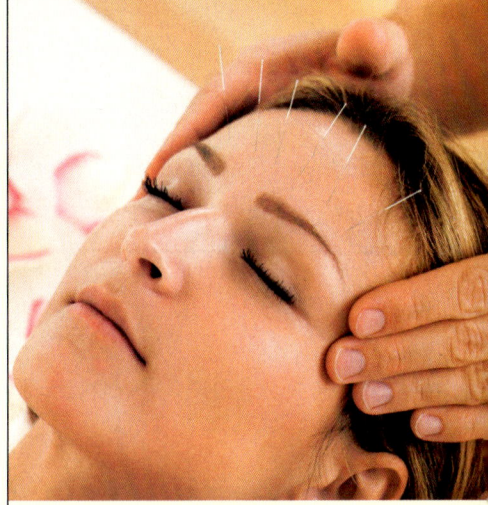

AUXÍLIO TAMBÉM NA HORA DA BIÓPSIA

Segundo o radiologista Chiang Jeng Tyng, a acupuntura, quando aplicada antes de uma biópsia, ajuda o paciente a relaxar e sentir menos dor durante o exame. Por isso, o Hospital Santa Catarina, em São Paulo, oferece sessões com agulhas a todos os pacientes que serão submetidos ao exame com suspeita de câncer. Para o especialista, os benefícios também colaboram com a equipe médica. "É difícil, para qualquer um, permanecer tranquilo e quieto em uma situação como essa. O meu trabalho é facilitado quando o examinado está mais relaxado", diz Tyng. A terapia é opcional e oferecida sem custo ao paciente.

CAPÍTULO 2
TRATAMENTO NATURAL CONTRA DOENÇAS

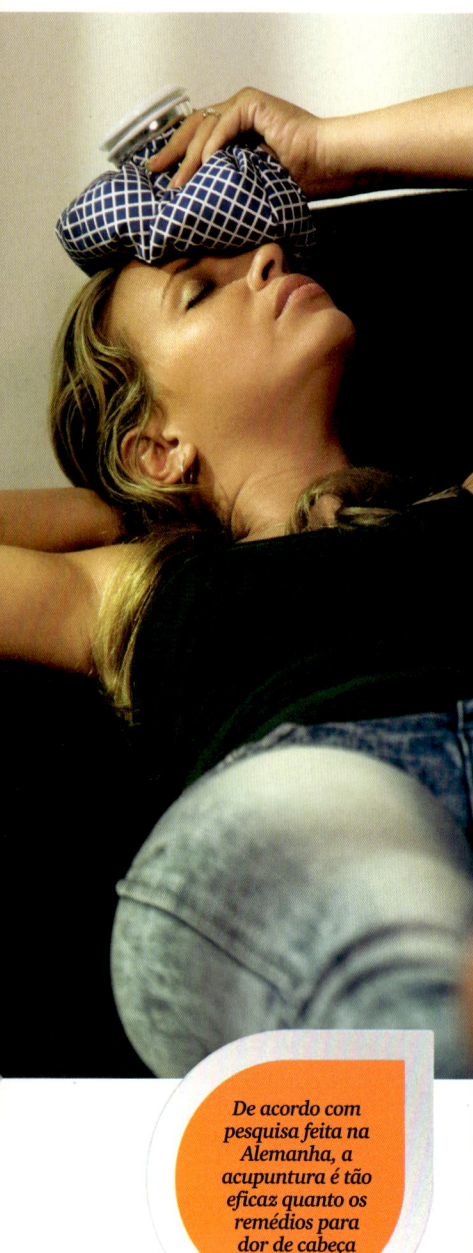

De acordo com pesquisa feita na Alemanha, a acupuntura é tão eficaz quanto os remédios para dor de cabeça

BYE BYE, ENXAQUECA!

Um estudo publicado na revista norte-americana *Archives of Internal Medicine* revela a eficácia da acupuntura em casos de cefaleia crônica. O método aplicado, no entanto, varia conforme a necessidade de cada paciente. "Em uma sessão para dor de cabeça crônica, os pontos estimulados dependem do tipo de dor, da sua localização (frontal, temporal ou parietal) e das características da pessoa", explica Dirceu de Lavôr Sales, presidente do Colégio Médico Brasileiro de Acupuntura (CMBA).

De um modo geral, a inserção das agulhas melhora o aporte de neurotransmissores, como a serotonina e a noradrenalina, em áreas específicas do sistema nervoso central, além de minimizar as inflamações, melhorar a vasodilatação e diminuir a tensão muscular nas regiões da cabeça e do pescoço.

Fora isso, pesquisadores da Universidade de Duisburg-Essen, na Alemanha, concluíram que a acupuntura é tão eficaz quanto os remédios para dor de cabeça, funcionando como uma alternativa natural para o uso excessivo de medicamentos. Eles trataram cerca de 900 pacientes, divididos em três grupos, durante seis semanas, e constataram que 40% dos que tomaram remédio e 47% dos que receberam a aplicação de agulhas tiveram seus episódios de enxaqueca reduzidos pela metade.

Para tratar o problema, uma a duas sessões semanais, com duração de 30 a 50 minutos, são suficientes. Segundo a médica acupunturista Márcia Lika Yamamura, em um mês o paciente já começa a sentir os resultados.

ALENTO PARA A FIBROMIALGIA

A fibromialgia é caracterizada por uma dor crônica generalizada que se estende por, pelo menos, três meses consecutivos. "Esse incômodo geralmente acomete ambos os lados do corpo, acima e abaixo da cintura, nas regiões axial (da coluna) e periférica (onde estão os membros)", explica Nilton Salles, reumatologista do Hospital Nove de Julho, em São Paulo.

Para lidar com a dor, além dos tratamentos físico, psicoterápico e medicamentoso, o paciente pode recorrer à acupuntura, que tem se mostrado bastante eficaz porque faz o organismo liberar uma série de substâncias químicas que aliviam a dor, relaxam os músculos, favorecem a circulação sanguínea em áreas inflamadas e proporcionam uma profunda sensação de relaxamento e bem-estar.

AJUDA ATÉ NA HORA DO PARTO

Além de atenuar dores crônicas, como enxaquecas e lombalgias, a acupuntura ajuda gestantes a sofrerem menos na hora do parto. A técnica chinesa já chegou, inclusive, ao Centro de Atenção Integral à Saúde da Mulher (Caism) da Universidade Estadual de Campinas (Unicamp). A obstetra e especialista em acupuntura Roxana Knobel estudou a utilização do método para aliviar a dor durante o processo de dilatação que antecede o parto. As mulheres do grupo placebo tiveram de receber três vezes mais drogas analgésicas e/ou tranquilizantes do que as tratadas com acupuntura. Também foi registrado o dobro de cesáreas no grupo que não utilizou a acupuntura, devido à intensidade da dor. E a técnica ainda se mostrou bastante confiável devido à ausência de efeitos colaterais para mães e bebês. "A acupuntura é extremamente segura na gravidez e com certeza deve ser a primeira escolha em várias das patologias ou disfunções que afetam a qualidade de vida da gestante", afirma o médico João Bosco Guerreiro da Silva, professor adjunto da Faculdade de Medicina de São José do Rio Preto (SP).

O médico acupunturista Alcio Luiz Gomes também ressalta que, além de amenizar as dores, a técnica facilita o relaxamento do colo e a expulsão placentária na hora do nascimento. De quebra, ainda ajuda a estimular a produção de leite na fase de amamentação. "Acima de tudo, vale lembrar que a gestante pode sofrer durante a gravidez os mesmos problemas que as mulheres não grávidas, como dores, insônia, cansaço e outros, podendo ter suas queixas resolvidas sem a necessidade do uso de medicamentos que irão, de alguma forma, atingir o feto."

FERTILIDADE EM ALTA

Pesquisadores da Universidade de Maryland (EUA) e da VU University (Holanda) desenvolveram um trabalho científico para verificar se a acupuntura pode ter efeito sobre a fertilidade feminina. Eles se basearam em sete outros estudos realizados desde 2002 com 1.366 mulheres que tentavam engravidar por meio de Fertilização I*n Vitro* (FIV) — método pelo qual o óvulo é fertilizado em laboratório para depois ser implantado no útero. O resultado foi surpreendente: as pacientes que se submeteram à aplicação das agulhas chinesas apresentaram uma chance 65% maior de engravidar. O método foi aplicado até um dia depois de o embrião ser implantado no útero. Os especialistas acreditam que a principal contribuição da acupuntura para o sucesso dos tratamentos de fertilização seja o alívio do estresse gerado por esse processo nas futuras mamães.

CAPÍTULO 2
TRATAMENTO NATURAL CONTRA DOENÇAS

AUXÍLIO NO COMBATE À SINUSITE

Basta a temperatura baixar para quem sofre de sinusite se preocupar. Mas é possível prevenir essa inflamação nas cavidades ao redor das vias nasais com umas agulhadas aqui e outras acolá. O método auxilia tanto no alívio das crises quanto a evitar recidivas nos casos crônicos. Para tanto, o acupunturista atuará com o objetivo de harmonizar os órgãos relacionados à mucosidade, sedando o que está em excesso e tonificando o que está em falta.

De acordo com os preceitos da Medicina Tradicional Chinesa, o corpo possui meridianos que o conectam integralmente, formando uma rede de energia vital, e a sinusite seria uma mucosidade que deriva do acúmulo de umidade nele, cujo equilíbrio é de responsabilidade do baço e do pâncreas. Na prática, a doença seria o resultado da obstrução dos meridianos dos seios da face, com o catarro impedindo o fluxo energético. Por isso, o tratamento com agulha visa a dissolver a mucosidade, dispersando a energia etmoidal (próxima à cavidade nasal) da cabeça, devendo ser feito nos meridianos relacionados ao baço, ao pâncreas, ao fígado e ao pulmão — órgãos que regem os seios faciais —, diz a médica especializada em acupuntura e fitoterapia chinesa Regina Ares, do Núcleo de Cuidados Integrativos do Hospital Sírio-Libanês (SP).

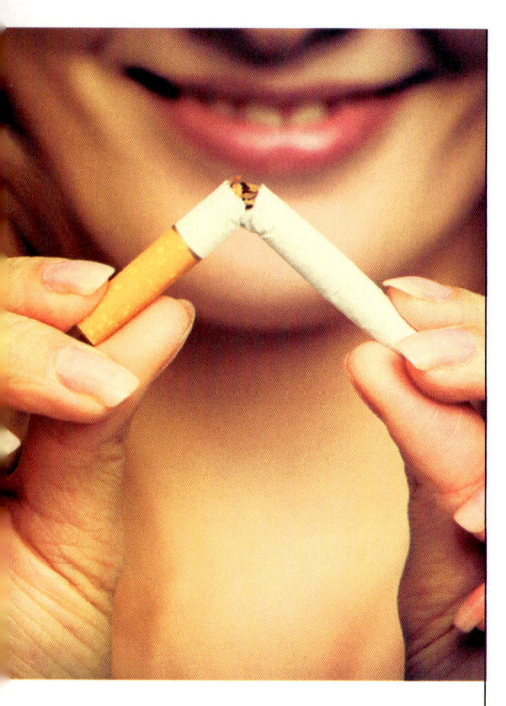

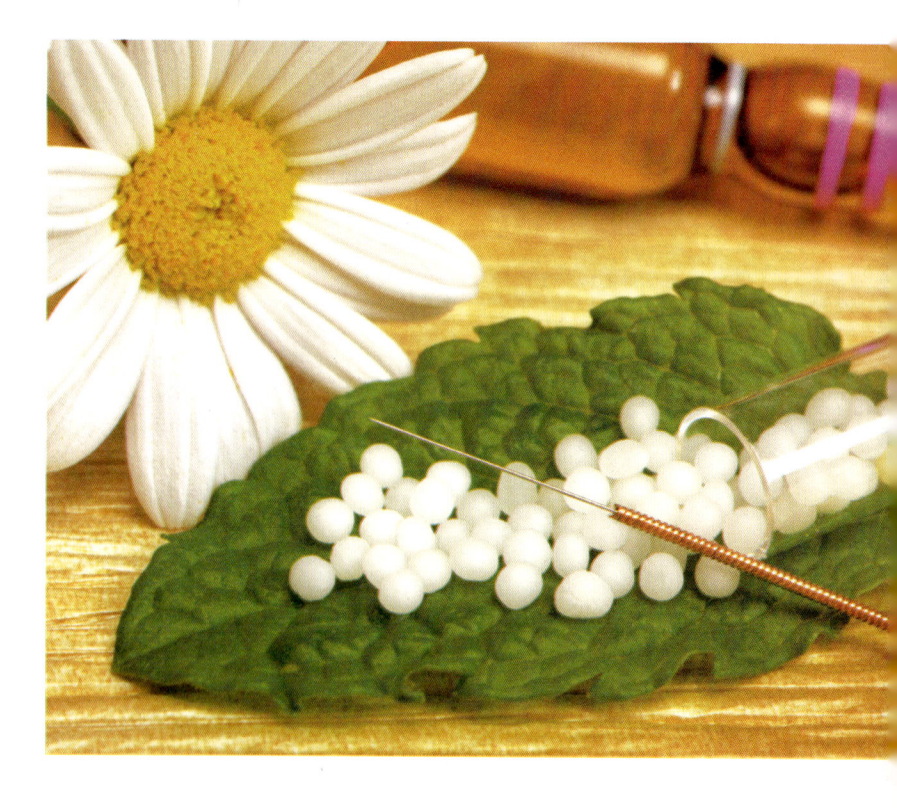

ADEUS, CIGARRO!

Se você quer parar de fumar, mas tem dificuldade para se libertar do vício por nicotina, saiba que as agulhas podem lhe ajudar a superar essa dependência. Segundo a fisioterapeuta e acupunturista Daniele Veiga, basta espetar alguns pontos estratégicos do corpo e do lóbulo da orelha para o paciente regular o sono, controlar a ansiedade e a compulsão pelo cigarro. "Junto com a técnica, trabalha-se o equilíbrio emocional do paciente", diz Daniele. As sessões devem ser semanais para que a pessoa passe, de fato, a não sentir mais tanto prazer ao fumar.

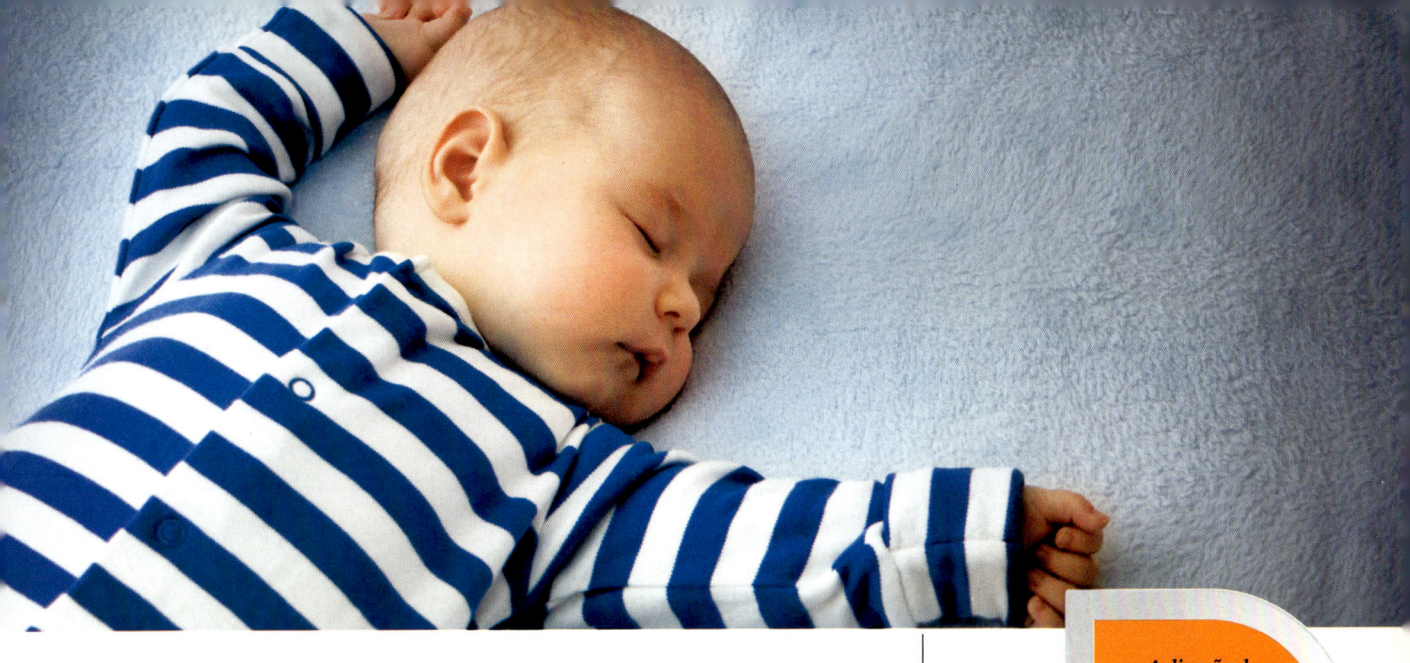

MAIS CONFORTO PARA OS BEBÊS

A acupuntura pode não ser uma babá perfeita, mas ajuda bastante a amenizar os desconfortos típicos dos primeiros meses de vida, aliviando cólicas intestinais, alergias na pele e contendo a hiperatividade dos pequenos. E o melhor: ela não precisa ser feita com agulhas. Com base nas queixas relatadas pela mãe, o acupunturista aplica sementes de mostarda em determinados pontos e as fixa com esparadrapo micropólio. Tudo sem causar dor aos bebês. Em tempo: não existe contraindicação para o procedimento, que geralmente é feito uma vez por semana. Por isso, muitas mães usam a técnica como método preventivo, para garantir um início de vida tranquilo aos filhos. Os bebês apresentam bons resultados rapidamente e costumam precisar de apenas três ou quatro sessões.

Aplicação de sementes de mostarda ajuda a reduzir cólicas e alergias cutâneas nos primeiros meses de vida

PREVENÇÃO À SÍNDROME DO OVÁRIO POLICÍSTICO

De acordo com a Medicina Tradicional Chinesa, a formação de cistos nos ovários é decorrente de um acúmulo de energia. Para dissipá-la, é necessário aliar a prática de exercícios físicos a sessões de acupuntura, pois essa dobradinha ajuda a reduzir a atividade do nervo simpático feminino. Em um estudo feito com 20 mulheres na Universidade de Gotemburgo, na Suécia, especialistas notaram que os exercícios não tinham efeito nos ciclos menstruais irregulares ou inexistentes, que caracterizam a condição. Porém, eles ressaltaram que houve uma redução no peso e no Índice de Massa Corpórea (IMC) que ajudou a diminuir a atividade dos nervos simpáticos. "A acupuntura entende e trata ovários policísticos como um acúmulo de energia na região abdominal e age regulando o ciclo menstrual. Mas a melhor forma de tratar a doença é consultar um ginecologista", explica a fisioterapeuta Tatiana Leme.

Sessões de acupuntura aliadas à prática de exercícios físicos reduzem a atividade do nervo simpático feminino

CAPÍTULO 2
TRATAMENTO NATURAL CONTRA DOENÇAS

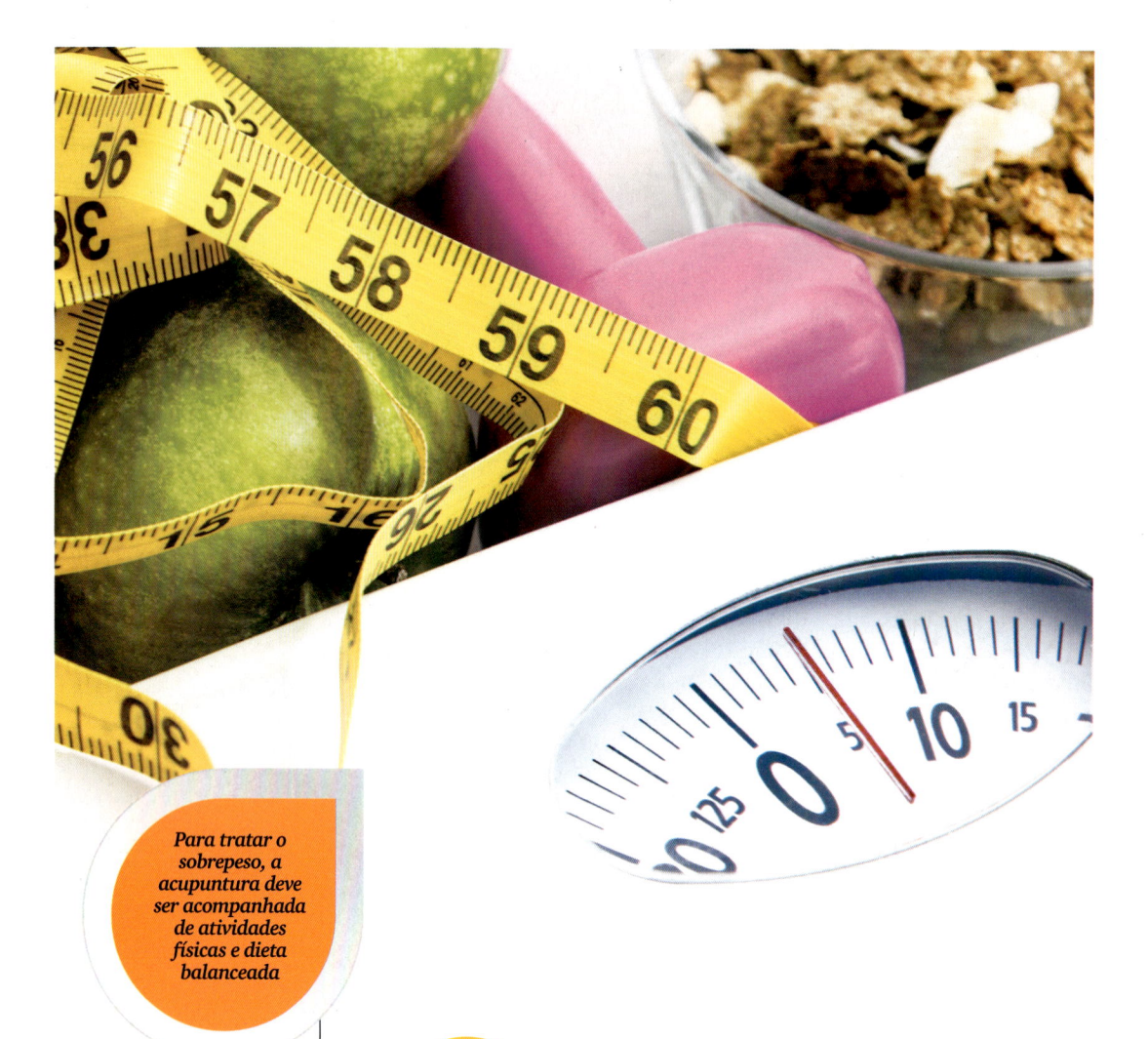

Para tratar o sobrepeso, a acupuntura deve ser acompanhada de atividades físicas e dieta balanceada

Técnica diminui o apetite e equilibra as emoções, evitando a ingestão de alimentos por compulsão

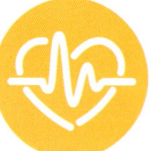

ALIADA NA BRIGA CONTRA A BALANÇA

Embora não dispensem a necessidade de fazer uma dieta e praticar exercícios físicos, as agulhas dão um bom empurrãozinho para quem quer emagrecer. Segundo o fisioterapeuta Márcio de Luna, presidente da Associação Brasileira de Acupuntura (ABA) do Rio de Janeiro, a explicação está na perda de apetite que a técnica proporciona ao estimular determinados pontos do sistema nervoso. "A acupuntura atua no núcleo ventromedial do hipotálamo, diminuindo a fome, além de equilibrar o indivíduo emocionalmente, prevenindo a ansiedade e evitando a ingestão de alimentos por compulsão", explica. Além disso, por ter propriedade anti-inflamatória, a técnica é coadjuvante no tratamento do sobrepeso, pois uma inflamação crônica de baixo grau no hipotálamo tem sido identificada e cada vez mais reconhecida como uma relevante causa da obesidade.

Terapia com agulhas reduz o declínio cognitivo em fases iniciais de demência

MEMÓRIA NOS TRINQUES

Agulhadas nos pontos certos ajudam a preservar a memória na velhice. De acordo com um estudo divulgado na revista científica *BMJ Acupuncture in Medicine*, o tratamento pode até reduzir o declínio cognitivo durante as fases iniciais de demência. É o que concluíram os pesquisadores da Universidade Wuhan, na China, que revisaram cinco estudos já publicados sobre o assunto. Todos os 568 participantes tinham comprometimento cognitivo leve (CCL), condição caracterizada pelo declínio da memória e de outras funções, mas o grupo que fez acupuntura apresentou uma pontuação 10% maior em testes de cognição do que os pacientes que foram submetidos somente ao tratamento convencional com remédios. Segundo os autores, os resultados são ainda mais expressivos quando se alia a técnica chinesa aos medicamentos. Para tanto, é importante que as agulhas sejam aplicadas três vezes por semana durante, no mínimo, dois meses.

Idosos com perda leve de memória têm desempenho 10% melhor em testes de cognição quando fazem acupuntura

RECURSO CONTRA DOENÇAS REUMÁTICAS

Com o aumento da expectativa de vida, cresce o número de pessoas que têm de recorrer a analgésicos, antirreumáticos e sessões de fisioterapia para amenizar as dores crônicas causadas por artrite nos joelhos e nos quadris. Mas esses recursos nem sempre surtem efeito e ainda podem causar efeitos colaterais. Por isso, a acupuntura tem sido indicada como complemento. Durante estudo realizado na Universidade de Berlim (Alemanha), uma equipe comandada pela pesquisadora Claudia M. Witt investigou a eficácia da técnica chinesa combinada a cuidados rotineiros em comparação a terapias isoladas no tratamento de pacientes com lesões articulares. Mais de 3,6 mil pacientes participaram da pesquisa, que constatou uma eficácia clínica significativa da acupuntura para o tratamento de osteoartrites de quadril e joelho.

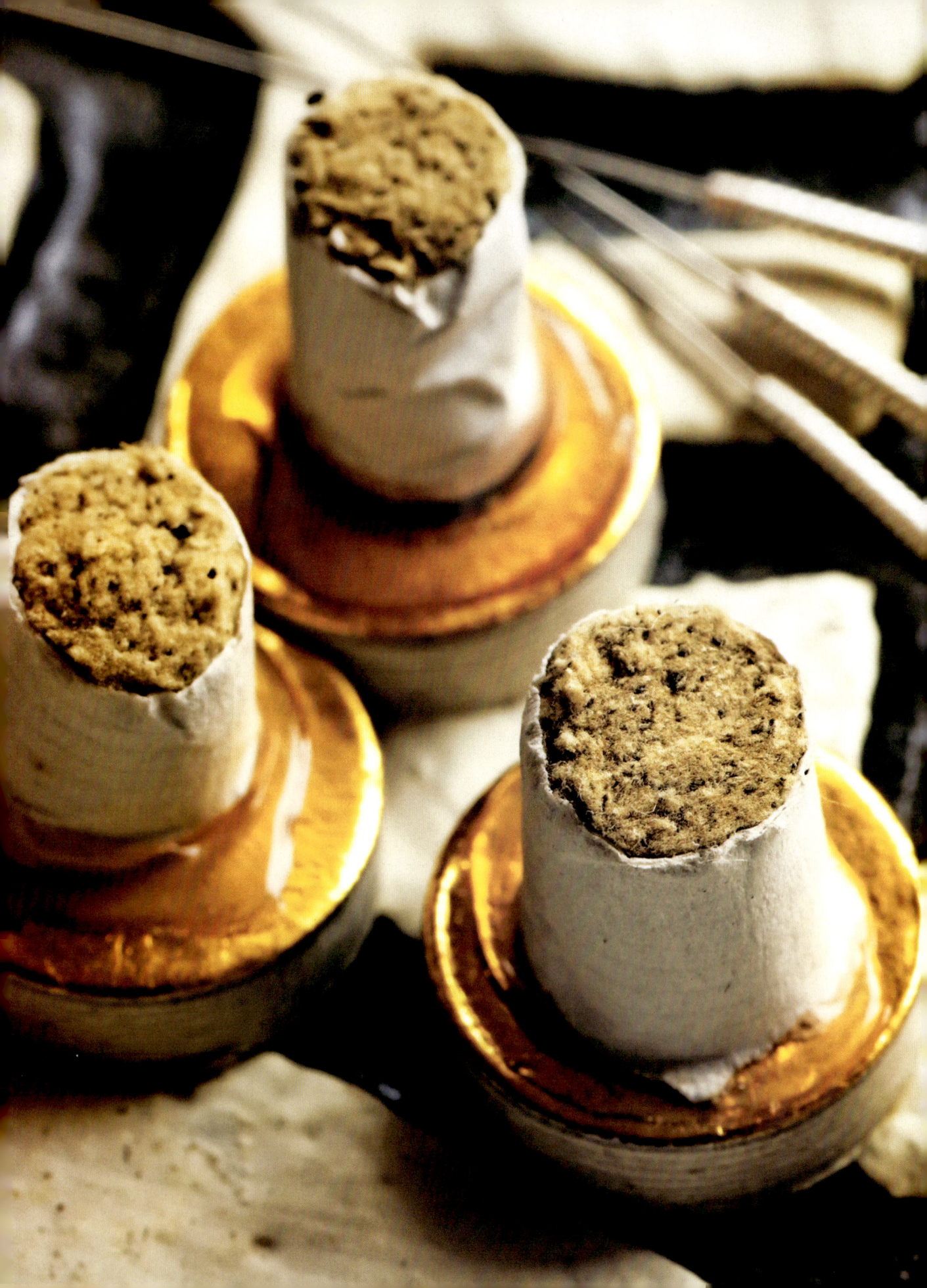

CAPÍTULO 3

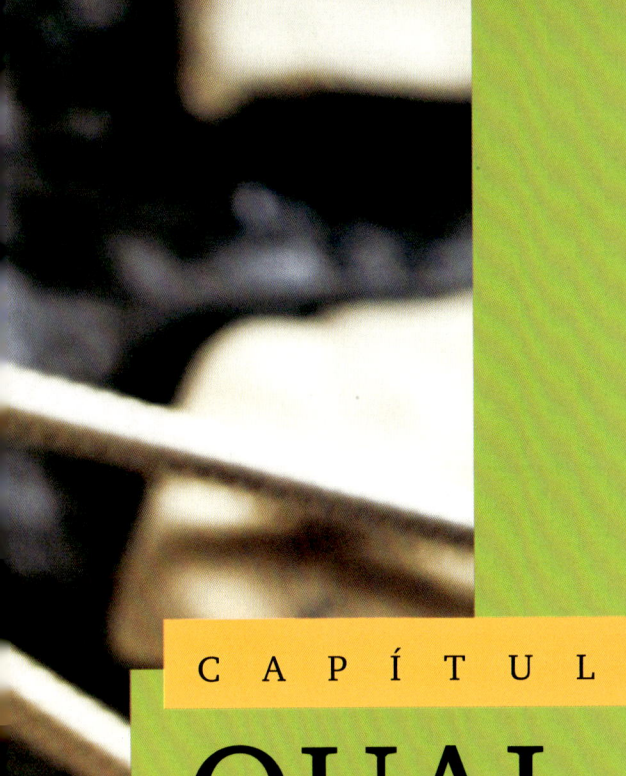

QUAL O MELHOR MÉTODO *para você?*

Nem só de agulhadas consiste a acupuntura. O estímulo dos pontos também pode ser feito com calor, laser e até ondas sonoras. Conheça dez técnicas que se baseiam nos mesmos princípios para restabelecer o fluxo nos meridianos

CAPÍTULO 3
QUAL O MELHOR MÉTODO PARA VOCÊ?

Moxabustão

Queima da Artemísia para aquecer os pontos certos e tratar várias enfermidades

Desde 2010, a moxabustão é reconhecida como Patrimônio Cultural Intangível da Humanidade pela Unesco (Organização das Nações Unidas para a Educação, a Ciência e a Cultura). A técnica baseia-se nos mesmos princípios e conhecimento dos meridianos trabalhados na acupuntura, mas utiliza o calor proveniente da queima de ervas em pontos específicos do corpo para retomar o fluxo dos canais de energia sem ter de perfurar a pele.

De origem milenar, o método integra o conjunto de práticas da Medicina Tradicional Chinesa (MTC), mas também é muito usado nos sistemas de saúde de outros países asiáticos, como Japão, Tibete e Coreia. No Ocidente, sua aplicação tem se popularizado devido à alta eficácia, ao baixo custo e à ausência de efeitos secundários.

Em geral, a planta utilizada é a Artemísia, que tem o poder de aquecer profundamente. Suas folhas são lavadas, secas, trituradas e peneiradas até se transformarem em uma massa uniforme, semelhante a uma lã vegetal, conhecida como moxa, que pode ser moldada na forma de bastão ou cone. Na hora da sessão, o profissional queima uma das extremidades deste bastão e aplica o calor nos pontos que pretende estimular para prevenir ou tratar determinada doença.

De acordo com a MTC, o efeito do calor potencializa o aspecto *Yang* da energia vital (*Chi*), combatendo a umidade e o frio que promovem disfunções no organismo, tais como doenças reumáticas, vertigem, cólica menstrual e leucopenia. Por ter o fogo como princípio básico, a técnica é recomendada também em casos de bronquite, pneumonia e asma. A única contraindicação é para pacientes com febre.

Segundo a Escola Brasileira de Medicina Chinesa (Ebramec), é possível, inclusive, praticar a moxabustão em casa — desde que o paciente tenha sido previamente instruído por um profissional. "Há alguns kits de moxa que são autoadesivos e podem ser facilmente aplicados nos pontos corretos", comenta Reginaldo Filho, diretor geral da faculdade.

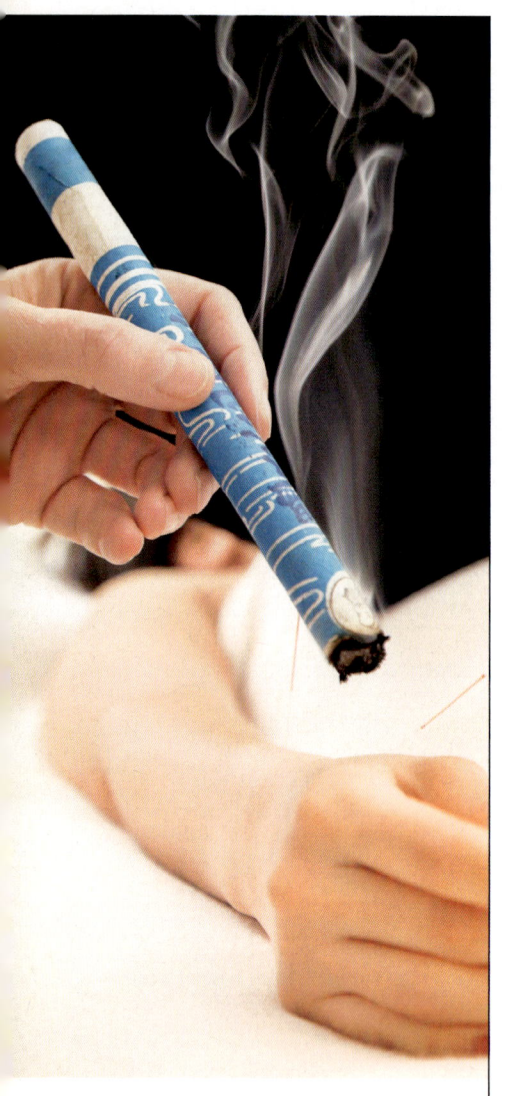

PARA VIRAR O BEBÊ ANTES DO PARTO

A moxabustão é um ótimo recurso para grávidas que estão com o bebê na posição sentada e precisam virá-lo para facilitar o parto. A técnica deve ser aplicada na 32ª semana de gestação, pois é a partir desta fase que a criança começa a se encaixar de cabeça para baixo. O procedimento é feito com a aplicação da moxa sobre o ponto do meridiano que passa no centro do útero. Isso faz com que o bebê se sinta incomodado com o calor e se vire instintivamente para a posição cefálica.

Calor reforça a energia Yang e pode ser aplicado até em casa, exceto em pacientes com febre

46 ACUPUNTURA

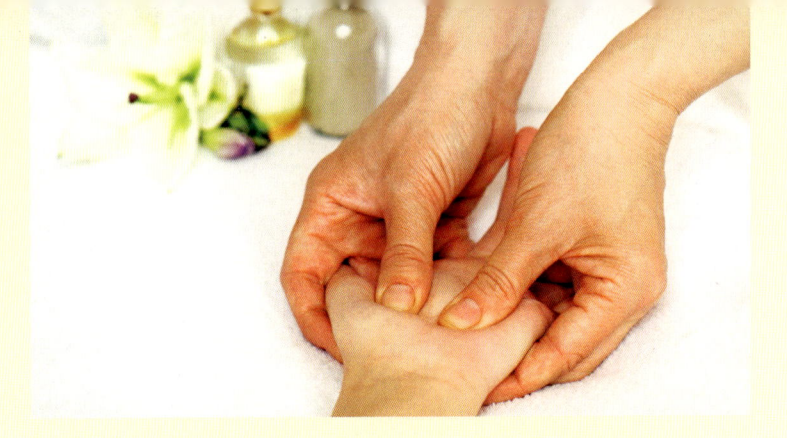

Reflexoterapia

Pode acreditar: o mapa completo do seu organismo está na palma da mão

De acordo com a filosofia médica oriental, o corpo humano é dividido em dez zonas. Todas terminam ou começam nos pés e nas mãos, o que transforma palmas, solas e orelhas em uma espécie de mapa completo do organismo, onde cada pedacinho reflete uma glândula ou órgão. Ao estimularmos essas terminações nervosas, elas levam um impulso elétrico para a região correspondente, tratando vários sintomas. Por isso, quando você identifica um desequilíbrio no sistema, basta pressionar o ponto referente ao problema para sentir alívio imediato.

O conhecimento que ensina a "controlar" o corpo pelas palmas é chamado de reflexologia das mãos. Na prática, o método é utilizado para tratar dores ou problemas de saúde. O profissional identifica os sintomas do paciente e, então, aplica a pressão no ponto correspondente à área que precisa ser tratada (*veja o mapa de referência na próxima página*). O procedimento pode ser realizado com os dedos ou com algum objeto, como uma borracha.

Além de não ter contraindicação, essa técnica pode ser ensinada para que o paciente realize a massagem sozinho em casa. Dá, inclusive, para praticar a reflexoterapia das mãos enquanto se está andando na rua ou na fila para tomar um café, já que o procedimento consiste apenas em apertar determinadas regiões da palma. Atente apenas para o fato de que a pressão nas mãos deve ter força maior do que nos pés, porque os pontos reflexos nas palmas são muito mais profundos.

Apesar de simples, essa terapia oriental oferece vários benefícios à saúde: promove o relaxamento, ajuda a eliminar toxinas, melhora a imunidade, estimula as funções mentais, ativa a circulação sanguínea e ainda eleva o nível energético, dando mais disposição para realizar as tarefas do dia a dia.

O método, porém, não deve ser considerado uma alternativa em casos de doenças graves, funcionando apenas como um complemento a outros tipos de terapia. Por isso, seu uso é mais indicado para tratar desconfortos comuns no cotidiano, como dores no ombro, enxaqueca e prisão de ventre.

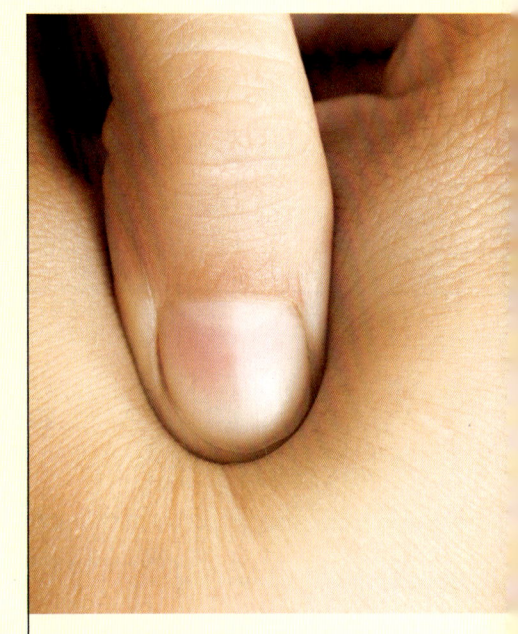

ALÍVIO IMEDIATO

Algumas técnicas de automassagem nas mãos são bastante eficazes para aliviar dores e podem ser feitas em qualquer lugar, até mesmo durante o horário de expediente. Basta pressionar determinados pontos por 30 segundos. Veja como tratar alguns sintomas:

● DOR DE CABEÇA
Pressione a ponta do dedo médio bem no centro, na face oposta à unha. Você pode usar a ponta de um lápis ou a tampa de uma caneta para focar a pressão no ponto exato.

● CÓLICA MENSTRUAL
Aperte o ponto que fica no meio da palma, cerca de três dedos acima do seu pulso, na linha do dedo médio, até sentir uma dorzinha aguda.

● TENSÃO NO PESCOÇO
Estimule a face dorsal e lateral da articulação do dedo médio.

● GASES
Pressione o ponto que fica entre o polegar e o segundo indicador, na face dorsal da mão. Essa manipulação também ajuda a diminuir a ansiedade.

CAPÍTULO 3
QUAL O MELHOR
MÉTODO PARA VOCÊ?

O MAPA *das mãos*

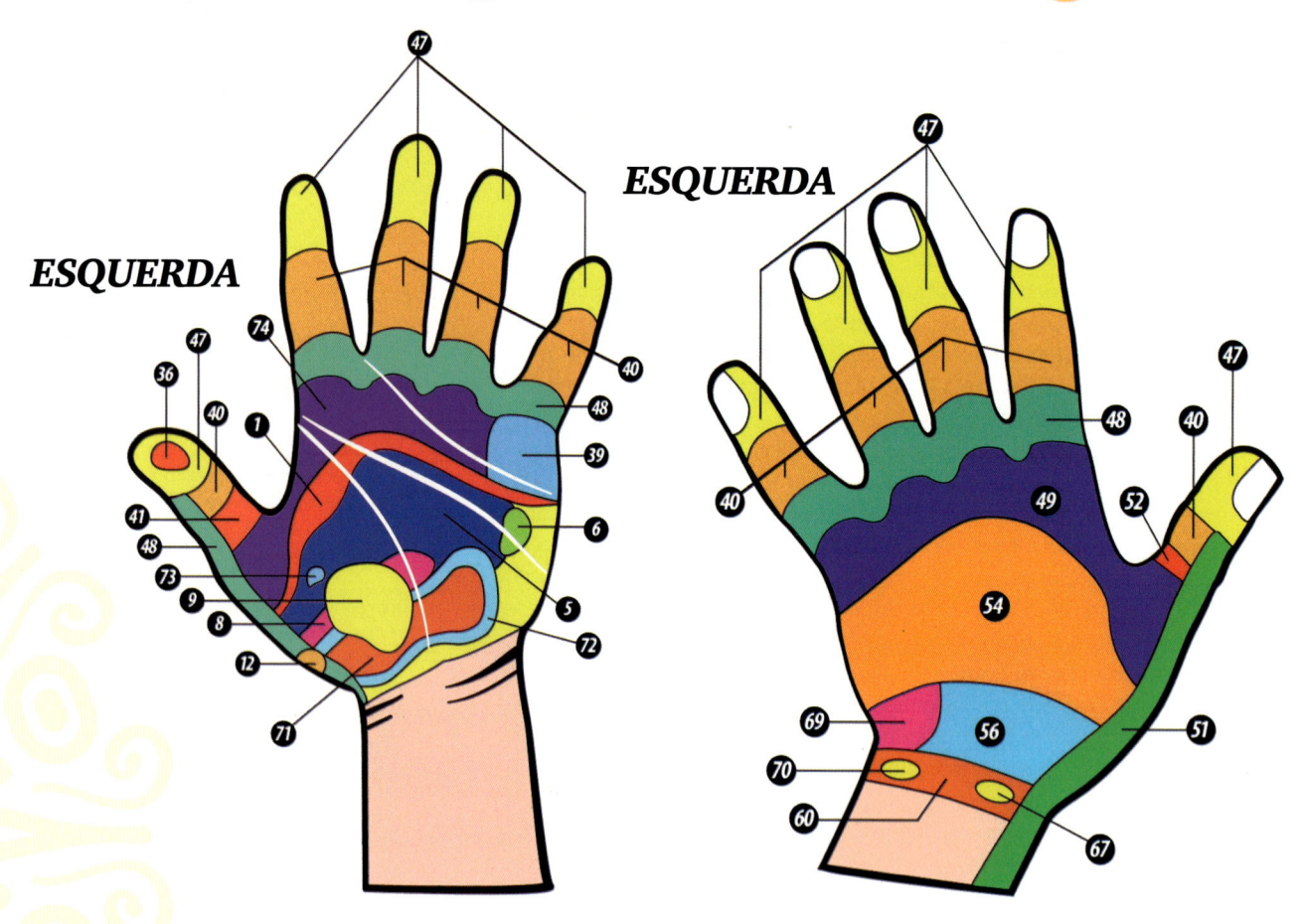

ESQUERDA

ESQUERDA

1. Diafragma
3. Fígado
4. Vesícula biliar
5. Estômago
6. Baço
8. Pâncreas
9. Rins
12. Bexiga
36. Glândula pituitária (hipófise)
39. Ombro e braço
40. Olhos, pescoço e ouvido interno
41. Pescoço, tiroide e amídalas
47. Cabeça/ face
48. Olho e ouvido
49. Topo do ombro
51. Coluna vertebral
52. Tiroide/ paratiroide

48 ACUPUNTURA

Segundo a Medicina Tradicional Chinesa, cada ponto da palma das mãos reflete um órgão ou glândula do corpo humano. Quando essas terminações nervosas são pressionadas, um impulso elétrico é enviado à região correspondente, ajudando a tratar diversos sintomas

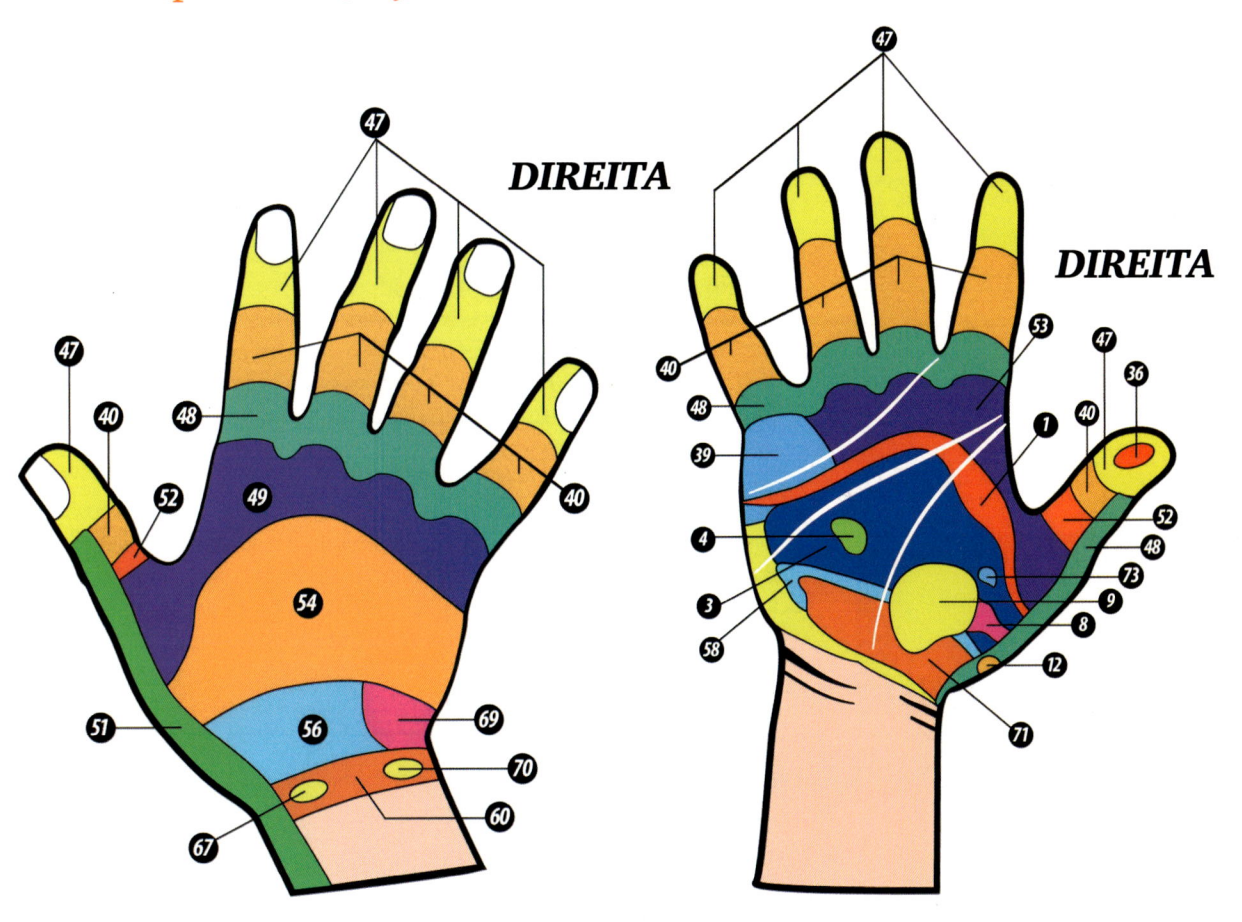

DIREITA

DIREITA

53. Peito, pulmão e parte superior das costas
54. Parte superior das costas
56. Parte inferior das costas e quadril
58. Cólon
60. Peito, tórax e glândulas mamárias
67. Uretra e próstata
69. Perna, joelho, quadril e parte inferior da coluna
70. Ovários e testículos
71. Intestino delgado
72. Cólon sigmoide
73. Glândula adrenal
74. Pulmão e coração

CAPÍTULO 3
QUAL O MELHOR MÉTODO PARA VOCÊ?

Craniopuntura

Agulhas no couro cabeludo e no rosto para estimular as áreas funcionais do cérebro

A craniopuntura é uma técnica que utiliza o microssistema localizado em uma parte da cabeça. Recente em comparação com outros métodos, este tratamento começou a ser estudado na China na década de 1970 e só chegou ao Brasil em meados de 2000. Um fato curioso é que a prática aplicada em terras tupiniquins foi desenvolvida no Japão, por Toshikatsu Yamamoto, que revitalizou os ensinamentos do procedimento chinês.

Conhecida também como "Escalpo Acupuntura de Yamamoto", a técnica baseia-se na aplicação de agulhas finíssimas em locais estratégicos do couro cabeludo e da face. Estes pontos trabalhados refletem as áreas funcionais do cérebro e são estimulados por um profissional com o objetivo de recuperar funções e habilidades do paciente.

Na craniopuntura, a cabeça é dividida em duas regiões: a face corresponde ao *Yin* e a parte posterior do crânio, ao *Yang*. O profissional pode equilibrar tais energias com aplicações em pontos de cada região. Se necessário, a localização correta pode ser marcada com a ajuda de uma caneta.

Este método é usado principalmente em tratamentos relacionados a distúrbios emocionais, como depressão, bipolaridade, ansiedade e insônia. Mas também pode ser empregado para tratar patologias neurológicas, como Parkinson, Alzheimer e paralisias. "Já acompanhamos até a reabilitação dos movimentos em pacientes com sequelas de AVC (Acidente Vascular Cerebral)", relata Reginaldo Filho, diretor geral da Escola Brasileira de Medicina Chinesa (Ebramec).

Por ser uma terapia que trabalha com um sistema mais sensível, a aplicação só deve ser feita por profissionais da saúde. "É necessário ter um treinamento avançado, pois a craniopuntura requer a inserção de agulhas de forma bem superficial e específica", comenta Filho. Resumindo: não é recomendável a autoaplicação. Para se submeter à técnica, procure um especialista.

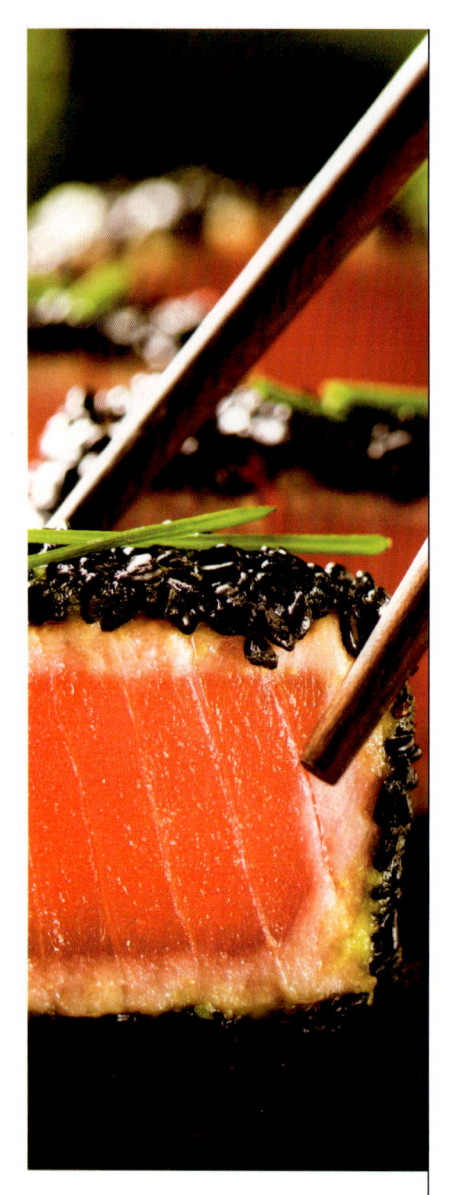

PEIXE MAIS SABOROSO

No Japão, a craniopuntura é utilizada nos peixes para ajudar a destacar seu sabor. O animal recebe uma simples picada de agulha na cabeça que paralisa seu sistema nervoso. Com o método, é possível transportar os cardumes vivos em avião por longas distâncias, mantendo, assim, a frescura do sabor dos *sashimis* e *sushis* nos países do Ocidente.

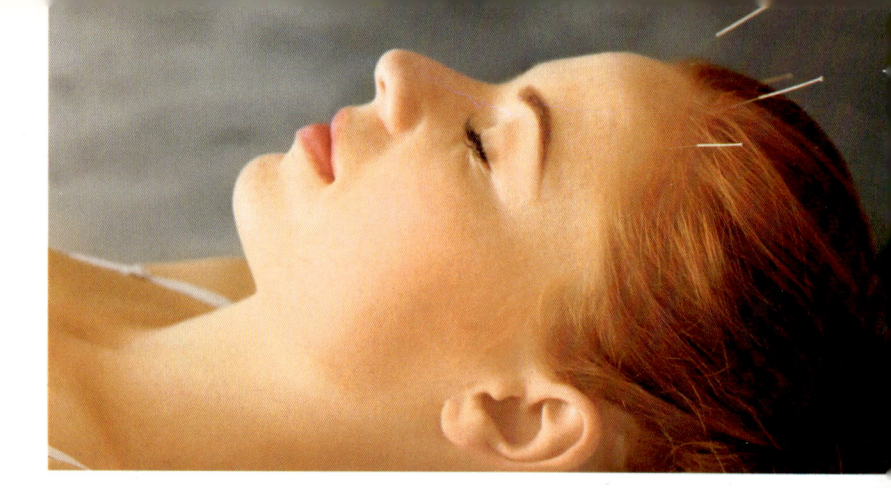

Reflexoterapia podal

A técnica milenar que relaxa e ameniza dores com uma simples massagem nos pés

Assim como mãos e orelhas, os pés também possuem pontos que refletem todas as partes do corpo e que podem ser estimulados por meio da reflexoterapia podal, uma técnica milenar de massagem que trabalha pressionando terminações nervosas na planta dos pés do paciente. Quando há uma dor, um distúrbio orgânico ou um desequilíbrio emocional, basta apertar o ponto correspondente para sentir alívio imediato. "Cada área corresponde aos órgãos, nervos, glândulas e partes do corpo inteiro", diz Noriyuki Kashiwaya, professor de Reflexologia do Centro de Estudos de Acupuntura e Terapias Alternativas (Ceata).

Reconhecida pelo Ministério da Saúde como Prática Integrativa e Complementar desde 2006, a terapia é oferecida pelo Sistema Único de Saúde (SUS) em vários municípios. A sessão é simples: basicamente, o profissional ouve as queixas do paciente e pressiona os pontos que devem ser trabalhados para atenuar os sintomas. Um escalda-pés pode ser realizado antes da terapia para que a pessoa entre em estado de relaxamento e seus pés fiquem mais sensíveis ao toque.

Uma alternativa para fazer o procedimento em casa é rolar uma bola de tênis no chão, sob a sola do pé, procurando massagear todas as áreas. Se perceber que um ponto está dolorido, pare o exercício e sinta a região. Caso apresente uma "anomalia", como uma bolinha dura, faça movimentos circulares para dissipar a energia acumulada.

A reflexoterapia podal é indicada a pessoas nervosas, com problemas hormonais e diferentes tipos de dor. Isso porque, ao ativar o sistema de cura do corpo, a técnica reforça o sistema imunológico, melhora a circulação sanguínea, revigora o organismo, alivia tensões, reduz inflamações e trata transtornos como ansiedade e insônia.

Estudos preliminares têm demonstrado sua eficácia em tratamentos para ansiedade, estresse, tensões, constipação crônica e diabetes do tipo 2. A explicação, segundo os orientais, estaria no fluxo da energia *Chi*, que volta a circular livremente pelo corpo durante os movimentos. Já os ocidentais atribuem os efeitos do tratamento às terminações nervosas que ligam os pés ao resto do corpo. Seja lá qual for a justificativa, o fato é que a técnica funciona. Contudo, vale ressaltar que pessoas com diabetes, varizes ou gestantes precisam de aval médico antes de realizar uma sessão, pois a terapia estimula o fluxo do sangue e pode acabar deslocando possíveis coágulos nas veias.

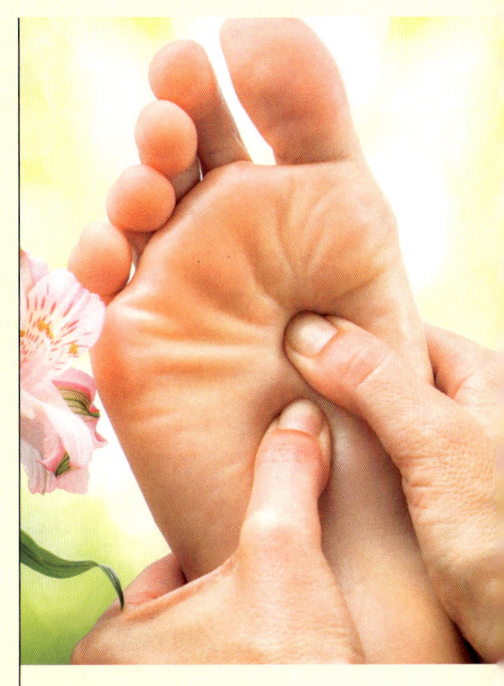

12 BENEFÍCIOS DO TRATAMENTO

- Diminui o efeito do estresse
- Estimula o sistema imunológico
- Alivia a dor
- Melhora a circulação
- Favorece o trânsito intestinal
- Elimina detritos orgânicos
- Livra o corpo de toxinas
- Estimula os nervos
- Promove relaxamento geral
- Cria vínculos mais sólidos com as crianças
- Facilita o convívio entre as pessoas
- Ajuda na recuperação pós-cirúrgica, diminuindo a dor e acelerando a cura.

CAPÍTULO 3
QUAL O MELHOR MÉTODO PARA VOCÊ?

OS PONTOS REFLEXOS *dos pés*

ESQUERDO **DIREITO**

1. Diafragma
2. Plexo solar
3. Fígado
4. Vesícula biliar
5. Estômago
6. Baço
7. Glândulas suprarrenais
8. Pâncreas
9. Rins
10. Quadril e cintura
11. Uretra
12. Bexiga
13. Duodeno
14. Intestino delgado
15. Apêndice
16. Válvula ileocecal
17. Cólon ascendente
18. Flexura direita (hepática)
19. Cólon transverso
20. Flexura esquerda (esplênica)
21. Cólon descendente
22. Cólon sigmoide
23. Coluna lombar
24. Sacro
25. Cóccix
26. Nervo ciático
27. Maxilar superior, dentes e gengivas
28. Maxilar inferior, dentes e gengivas
29. Pescoço, garganta e amídalas
30. Cordas vocais

PARTE DE FORA DOS TORNOZELOS

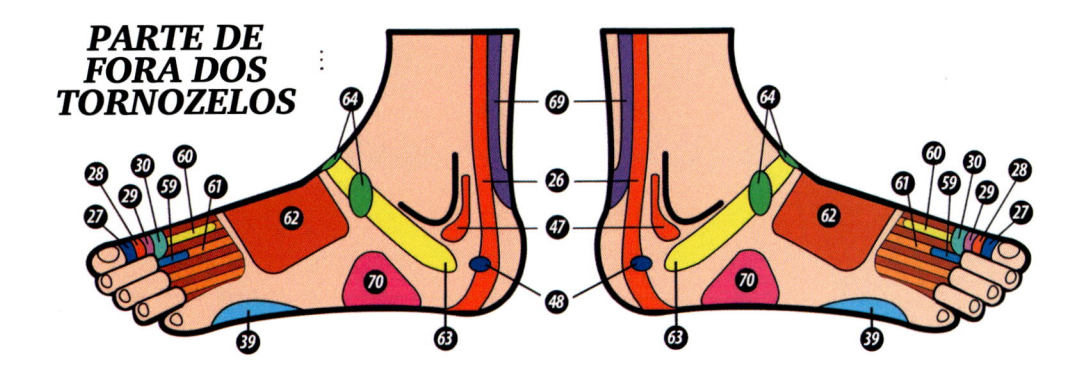

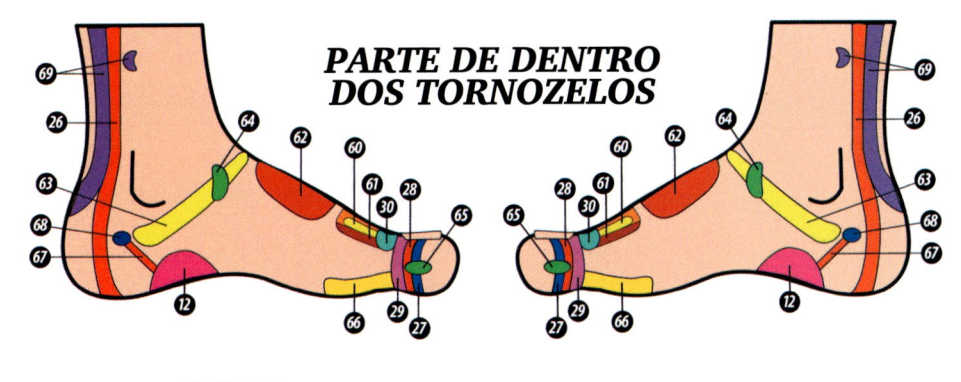

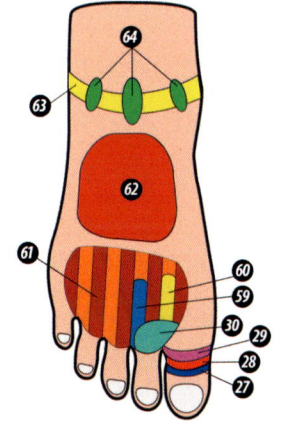

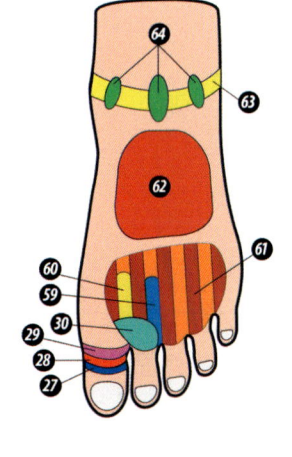

PARTE DE DENTRO DOS TORNOZELOS

DORSO DOS PÉS

31. Cérebro
32. Seios da face e ouvido externo
33. Seios da face e ouvido interno
34. Têmporas
35. Pineal/ hipotálamo
36. Glândula pituitária (hipófise)
37. Lado do pescoço
38. Coluna cervical
39. Ombro e braço
40. Olhos, pescoço e ouvido interno
41. Pescoço, tiroide e amídalas
42. Brônquios e tiroide
43. Peito/ pulmão
44. Coração
45. Esôfago
46. Coluna torácica
59. Sistema linfático e peito/ tórax
60. Peito/ tórax e glândulas mamárias
61. Meio das costas
62. Trompas de Falópio e canal deferente
63. Sistema linfático e virilha
64. Nariz
65. Timo
66. Pênis e vagina
67. Uretra e próstata
68. Sistema reprodutor e reto
69. Perna, joelho, quadril e parte inferior da coluna
70. Ovários e testículos

CAPÍTULO 3
QUAL O MELHOR MÉTODO PARA VOCÊ?

Ventosaterapia

Sucção com copos aquecidos para atenuar dores nos músculos e nas articulações

Em 2016, durante os Jogos Olímpicos do Rio de Janeiro, o fenômeno da natação Michael Phelps, que já bateu 37 recordes mundiais, apareceu para a competição com estranhas marcas nas costas e logo chamou a atenção dos espectadores. As manchas circulares no corpo do norte-americano eram resultado da ventosaterapia, também conhecida como *cupping*, uma técnica chinesa que aplica copos aquecidos na pele para estimular a circulação sanguínea por meio do efeito de sucção.

Ao longo de milênios, a prática passou por diferentes povos e foi se moldando conforme a cultura de cada um. Os índios desenvolveram o método com o uso de chifres de animais. Os chineses apostaram no bambu. Tempos depois, os europeus passaram a trabalhar com copos de vidro — o meio mais utilizado atualmente.

Durante a sessão, as ventosas podem ser aplicadas de duas formas. "Na deslizante, o terapeuta realiza uma espécie de massagem com o copo para favorecer a nutrição dos músculos, aliviando tensões e dores tanto musculares quanto nas articulações", explica Meire Bianco, fisioterapeuta com aprimoramento em Medicina Tradicional Chinesa pela WFAS (World Federation of Acupuncture and Moxibustion Societies). "Já na fixa, o profissional posiciona as ventosas em locais determinados para promover o desbloqueio dos pontos energéticos obstruídos e restaurar o fluxo de energia", completa.

Independentemente da forma empregada, ambos os métodos de ventosaterapia são indicados para aliviar lombalgias, dores musculares e articulares, hipertensão arterial e enxaqueca. De acordo com a Escola Brasileira de Medicina Chinesa (Ebramec), a técnica deve ser evitada apenas por gestantes, pessoas anêmicas, com febre alta ou que apresentam quadros de convulsão.

> *Ventosas podem ser aplicadas de forma fixa ou deslizante, conforme a necessidade do paciente*

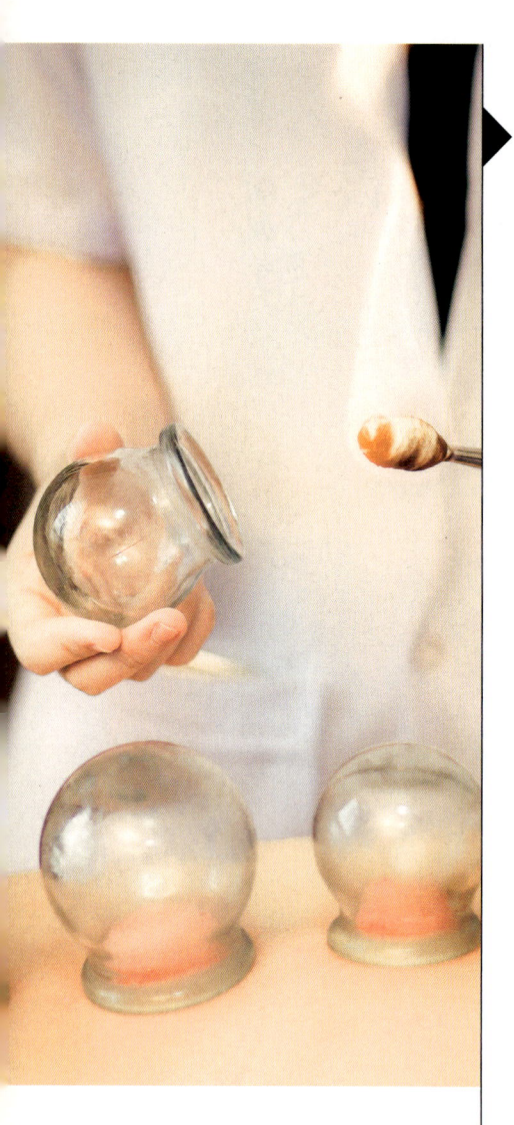

QUERIDINHA DOS ATLETAS

Não é só o nadador Michael Phelps que se beneficia das ventosas para aliviar dores, atenuar tensões e ter um bom desempenho no esporte. Os ginastas brasileiros Diego Hypólito e Arthur Nory também já exibiram as manchas provocadas pela terapia nas redes sociais, assim como o craque Neymar e o jogador de rúgbi Laurent Bourda-Couhet. Todos eles dizem que recorrem à técnica para amenizar dores e ajudar na recuperação da fadiga causada pela rotina de treinos e competições.

Acupressão

Em vez de agulhas, use os próprios dedos para prevenir e tratar diversos sintomas

Assim como a acupuntura, a acupressão integra o conjunto de práticas da Medicina Tradicional Chinesa e tem o objetivo de aliviar dores e favorecer o funcionamento dos órgãos. A diferença é que, no lugar das agulhas, usam-se os dedos ou algum instrumento rígido (como um lápis ou palito) para pressionar pontos específicos nas mãos, nos pés e na cabeça.

Segundo a filosofia chinesa, ao pressionar um ponto, o paciente remove a energia estagnada em determinado meridiano e devolve o livre fluxo da força vital, restabelecendo o equilíbrio de todo o organismo. A médica acupunturista Hiaeno Hirata Ayabe, diretora do Colégio Médico de Acupuntura de São Paulo (CMAESP), explica que o objetivo é estimular a vasodilatação local, liberando substâncias neurotransmissoras que proporcionam o alívio das dores de origem musculoesquelética, além do bem-estar físico e mental. "Para pessoas de mais idade, a prática é especialmente benéfica porque mobiliza a energia estagnada, contribuindo para um corpo e uma mente mais saudáveis."

Por exigir apenas o domínio da localização dos pontos, a acupressão pode ser realizada por qualquer pessoa, inclusive pelo próprio paciente. Mas atenção: "como são baseadas nos pontos de acupuntura e nos meridianos que correspondem a órgãos e vísceras, é preciso ter alguma orientação e conhecimento dos mesmos", alerta Hiaeno.

Fora essa ressalva, pode-se cultivar o hábito de praticar a acupressão todos os dias, de preferência pela manhã. Existem sete formas de massagem e sete pontos principais a serem estimulados diariamente. "Mesmo com controvérsias, um dos pontos mais importantes para o envelhecimento saudável é o que se localiza quatro dedos abaixo do joelho, do lado externo da tíbia", revela a médica.

Por essa facilidade, o método é muito usado para aliviar desconfortos cotidianos, como dor de cabeça, cólica menstrual, congestão nasal e ansiedade. "A terapia atua nestes sintomas. Mas, para curar uma determinada doença, é necessário fazer uma avaliação mais abrangente e lançar mão de outros métodos", orienta Meire Bianco, fisioterapeuta especializada em Medicina Tradicional Chinesa.

Também é importante ressaltar que a acupressão não deve ser aplicada em regiões da pele com feridas, verrugas, varizes, queimaduras, cortes ou rachaduras. Mulheres grávidas, por sua vez, só devem recorrer a este tipo de terapia mediante o acompanhamento de um médico ou de um profissional treinado.

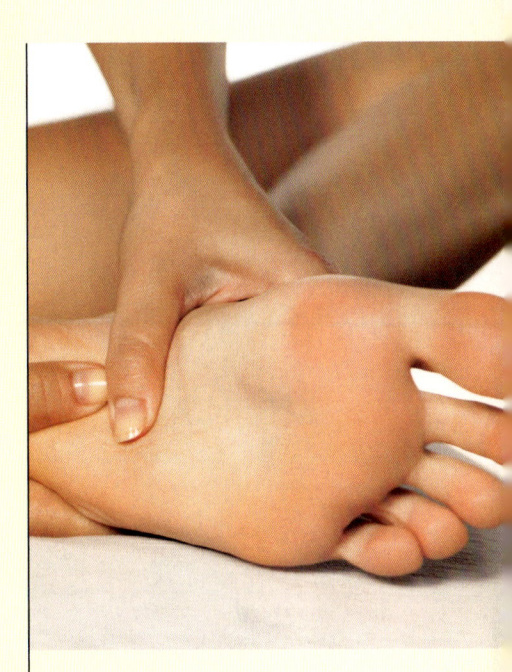

VÁ DIRETO NO PONTO

● DOR DE CABEÇA
Ponto: IG4 (entre o polegar e o dedo indicador)
Como fazer: Use o polegar da outra mão para pressionar o ponto por cerca de três minutos. Em seguida, por mais dois minutos, massageie suavemente a área com movimentos em direção ao pulso.

● CÓLICA MENSTRUAL
Ponto: BP6 (três dedos acima do tornozelo)
Como fazer: Considerado um ponto feminino, ao massageá-lo, o paciente tem a capacidade de diminuir o nervosismo e a ansiedade próprios do acúmulo de hormônios durante esta fase do ciclo menstrual. Não deve ser realizado por gestantes.

● ESTRESSE
Ponto: EX2 (entre as sobrancelhas)
Como fazer: Quando estimulado, este ponto ajuda a tranquilizar, equilibrar o sistema nervoso e aliviar a ansiedade. Basta pressioná-lo por alguns segundos enquanto respira profundamente.

CAPÍTULO 3
QUAL O MELHOR MÉTODO PARA VOCÊ?

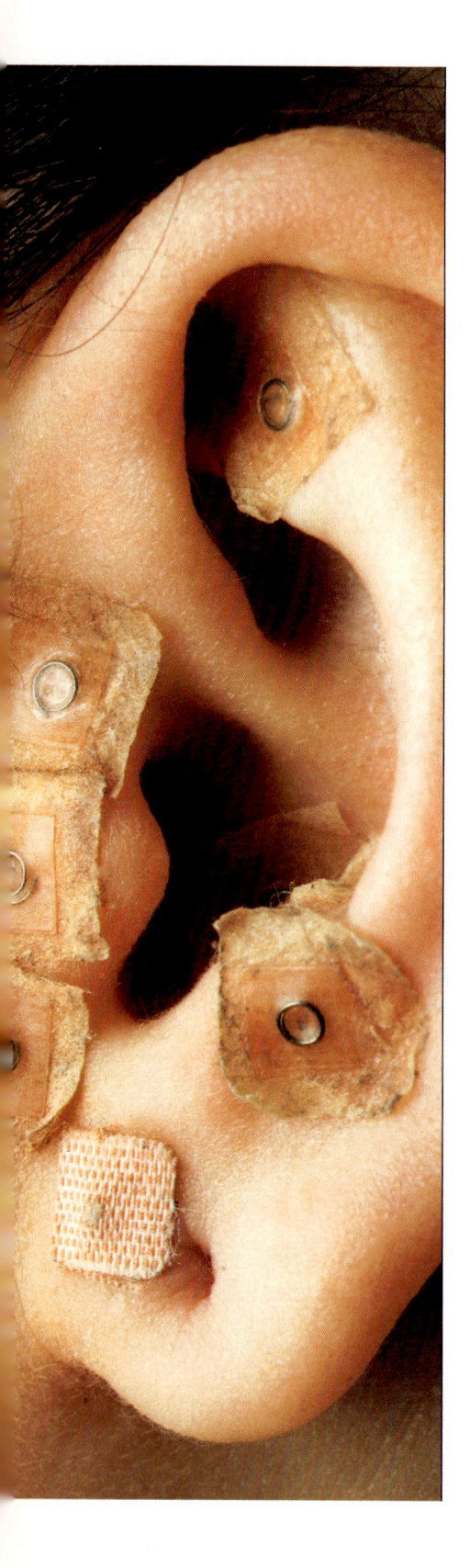

Auriculoterapia

Pressionar sementes de mostarda em pontos estratégicos da orelha pode auxiliar até em casos de obesidade e tabagismo

A auriculoterapia parte da premissa de que a orelha reflete todos os órgãos e glândulas do corpo, sendo possível prevenir e tratar doenças com a aplicação de agulhas ou sementes nas áreas correspondentes. Curiosamente, embora faça parte do antigo sistema de cura da Medicina Tradicional Chinesa, essa técnica se popularizou mais na França, quando o Dr. Paul Nogier a introduziu no país e passou a disseminá-la mundo afora.

De acordo com o fisioterapeuta Elder Camacho, o método auricular é indicado para o tratamento complementar de diversas patologias, com destaque para as de caráter neurológico, como enxaqueca, insônia, estresse e dores articulares, principalmente na região da coluna.

Em geral, o tratamento é feito com sementes de mostarda aplicadas com fita adesiva em locais estratégicos da orelha que correspondem aos órgãos, glândulas ou sistemas do corpo. Quando essas áreas são estimuladas, o cérebro recebe um impulso e reage, desencadeando uma série de fenômenos físicos com o intuito de restabelecer o equilíbrio do corpo.

Normalmente, a auriculoterapia não é aplicada de forma isolada, e sim após uma sessão de acupuntura. "O profissional coloca as sementes nos pontos previamente selecionados e o paciente deve pressioná-las em casa, por um certo número de dias estipulado pelo terapeuta, para que tenha um resultado mais efetivo", explica Reginaldo Filho, diretor geral da Escola Brasileira de Medicina Chinesa (Ebramec).

Esse tratamento é mais usado para combater casos de ansiedade e insônia. No Brasil, entretanto, o método ficou conhecido por ser eficaz no auxílio de pacientes que desejam parar de fumar ou que querem emagrecer. Isso porque a auriculoterapia consegue atuar diretamente em pontos que controlam os desejos, apetites e a própria ansiedade, fazendo com que o paciente, aos poucos, não sinta tanta vontade de recorrer ao cigarro ou à comida.

Não à toa, vários famosos aderiram à prática. Entre as celebridades que já apareceram em público com sementinhas nas orelhas estão a atriz espanhola Penélope Cruz, o ator norte-americano Matt Damon e a apresentadora brasileira Mônica Martelli.

OS PONTOS REFLEXOS *da orelha*

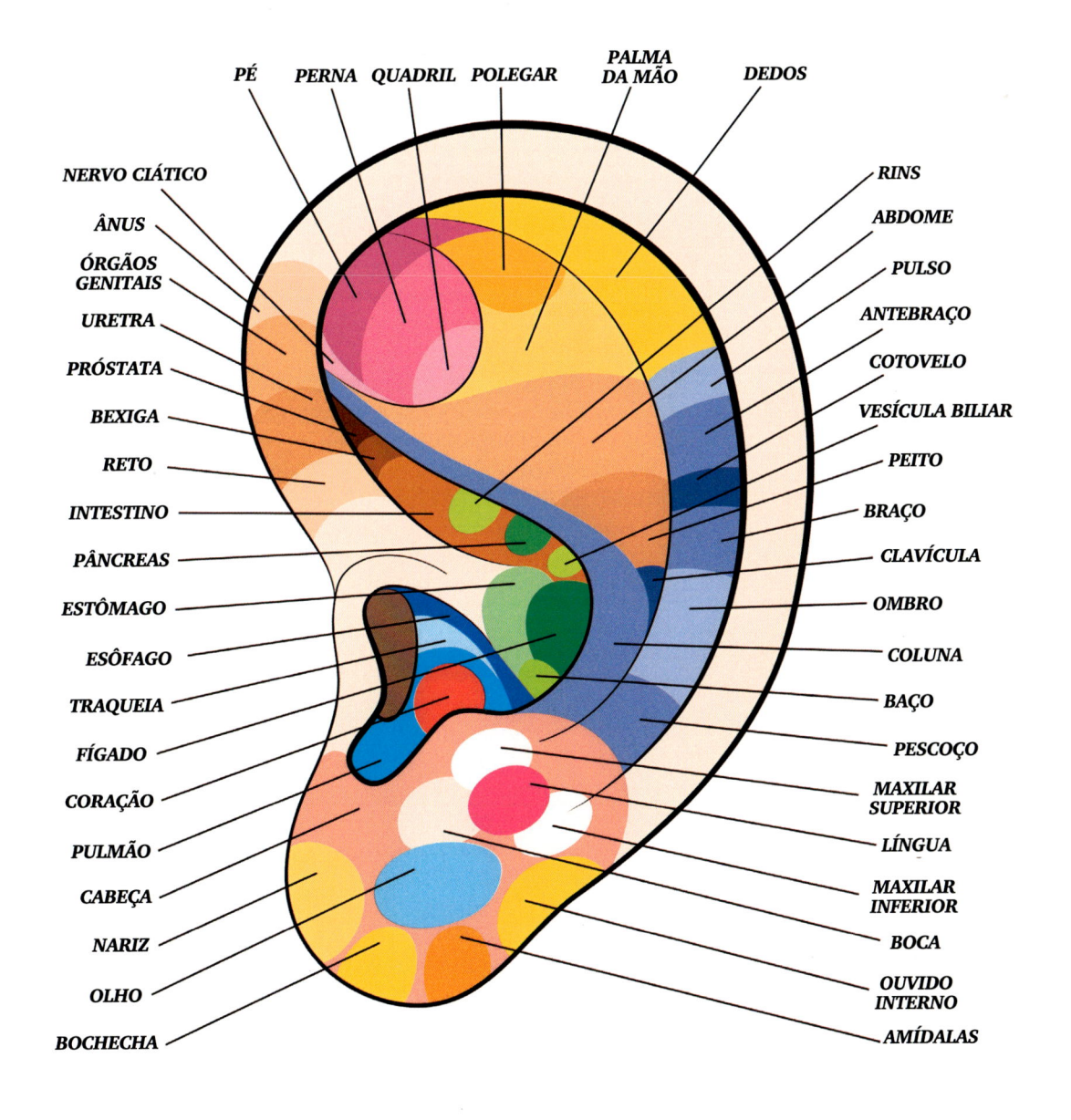

Labels (sentido horário a partir do topo):

- PÉ
- PERNA
- QUADRIL
- POLEGAR
- PALMA DA MÃO
- DEDOS
- RINS
- ABDOME
- PULSO
- ANTEBRAÇO
- COTOVELO
- VESÍCULA BILIAR
- PEITO
- BRAÇO
- CLAVÍCULA
- OMBRO
- COLUNA
- BAÇO
- PESCOÇO
- MAXILAR SUPERIOR
- LÍNGUA
- MAXILAR INFERIOR
- BOCA
- OUVIDO INTERNO
- AMÍDALAS
- BOCHECHA
- OLHO
- NARIZ
- CABEÇA
- PULMÃO
- CORAÇÃO
- FÍGADO
- TRAQUEIA
- ESÔFAGO
- ESTÔMAGO
- PÂNCREAS
- INTESTINO
- RETO
- BEXIGA
- PRÓSTATA
- URETRA
- ÓRGÃOS GENITAIS
- ÂNUS
- NERVO CIÁTICO

O PODER DAS AGULHAS NO ALÍVIO DAS DORES

CAPÍTULO 3
QUAL O MELHOR MÉTODO PARA VOCÊ?

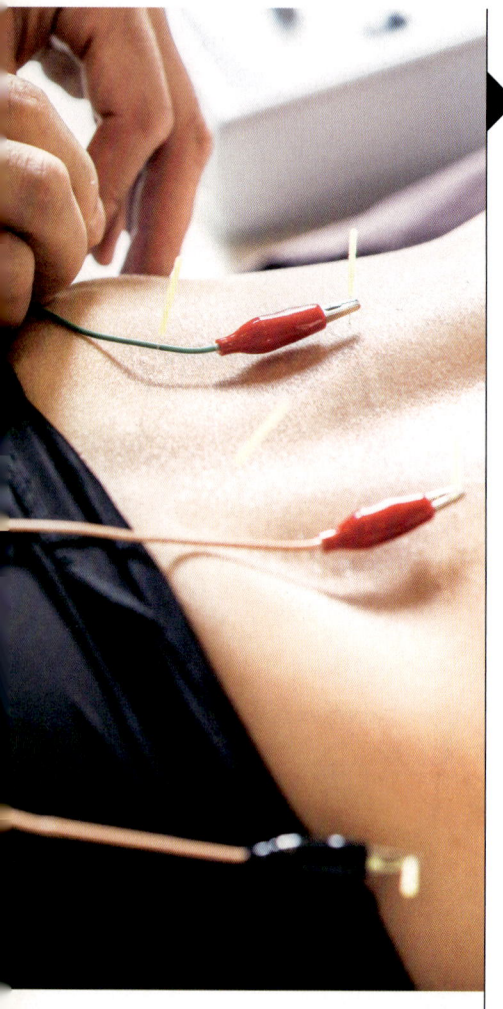

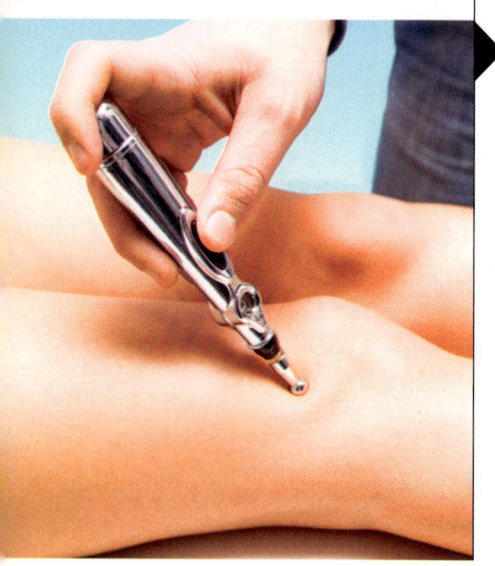

Eletroacupuntura

Estímulos elétricos potencializam o efeito das agulhas contra dores e lesões graves

A eletroacupuntura tem os mesmos princípios e técnicas da acupuntura convencional. A única diferença é que as agulhas são conectadas a aparelhos elétricos que transmitem um estímulo extra aos pontos dos meridianos com o objetivo de desobstruir e equilibrar o fluxo de energia de forma mais potente.

Como reforça o efeito das agulhas, esse tratamento é especialmente indicado a pessoas com dores muito fortes ou que sofreram lesões graves. Além disso, os estímulos elétricos fazem com que este método apresente uma ação analgésica cerca de 20 minutos mais rápida do que na acupuntura sistêmica.

Curiosamente, quanto menor for o número de agulhas aplicadas, maior será a analgesia (perda da sensibilidade à dor). E as vantagens não param por aí: enquanto a estimulação mecânica das agulhas promove apenas analgesia, a eletroacupuntura pode ser também utilizada como um método de anestesia.

De acordo com a fisioterapeuta Meire Bianco, especializada em Medicina Tradicional Chinesa, a técnica é contraindicada apenas a gestantes, cardíacos e portadores de marca-passo. Para fazer o tratamento em crianças, é necessário ter bastante concentração.

LASER DISPENSA AS PICADAS

Como o próprio nome sugere, a acupuntura a laser não utiliza agulhas para estimular os pontos energéticos, e sim um feixe de radiação eletromagnética. Por essa razão, a técnica é ideal para pessoas muito agitadas ou que têm medo de picadas. Sem contar que, por ser mais sutil, acaba servindo também para crianças e idosos que precisam do tratamento.

Na prática, o profissional direciona o feixe de luz de baixa intensidade para o ponto que deve ser tratado. Uma das maiores vantagens é que a aplicação é bem rápida: cada ponto deve ser estimulado por cerca de dois minutos. "O tempo que o paciente tem que dispor para essa terapia é bem menor se comparado com a acupuntura convencional", afirma Meire.

Além disso, a acupuntura a laser tem resultados bastante benéficos em casos de artrose, artrite, depressão, ansiedade, sinusite e enxaqueca. Não há contraindicações, mas é importante que o aparelho seja manipulado por um profissional especializado.

Sonopuntura

Ondas sonoras em frequência elevada para que os músculos vibrem e relaxem

Terapia ideal para quem tem fobia de agulhas, a sonopuntura usa materiais que transmitem ondas sonoras para estimular determinados pontos do corpo do paciente. Para realizar o tratamento, o profissional pode utilizar um aparelho específico para a prática ou outros dispositivos que produzem vibrações, como diapasões, sinos tibetanos e carrilhões.

Independentemente do instrumento usado, a proposta é a mesma: concentrar ondas sonoras sobre uma pequena área da pele para harmonizar o fluxo de energia e aliviar tensões. Essas ondas devem ser de alta frequência — cerca de 750 kHz — para que os resultados sejam eficazes.

Para se ter ideia da força aplicada, o ouvido humano só consegue captar ondas sonoras entre 20 Hz e 20 kHz. As vibrações elevadas, entretanto, podem ser reconhecidas por outras partes do corpo, como os músculos, que, ao sentir as ondas, vão se acalmando lentamente. Os estímulos penetram na pele a uma profundidade de até oito centímetros.

Entre as principais indicações da sonopuntura estão problemas de enxaqueca, lombalgia, hérnia de disco, osteoporose, reumatismo, tendinite, artrite, artrose, depressão, estresse, insônia, ansiedade, asma, bronquite, sinusite e rinite. Vale destacar que os estímulos provocados pela terapia também favorecem a produção de uma série de hormônios, o que contribui para uma melhora no estado geral de saúde do paciente. E o que é melhor: não há restrições para bebês, crianças nem gestantes.

Assim como os demais métodos de estímulo da energia vital que percorre os meridianos, a sonopuntura baseia-se nos princípios da Medicina Tradicional Chinesa e pode ser realizada sozinha ou em conjunto com outras terapias. Cada sessão dura entre 15 e 45 segundos apenas, o que a torna infinitamente mais breve que a acupuntura tradicional.

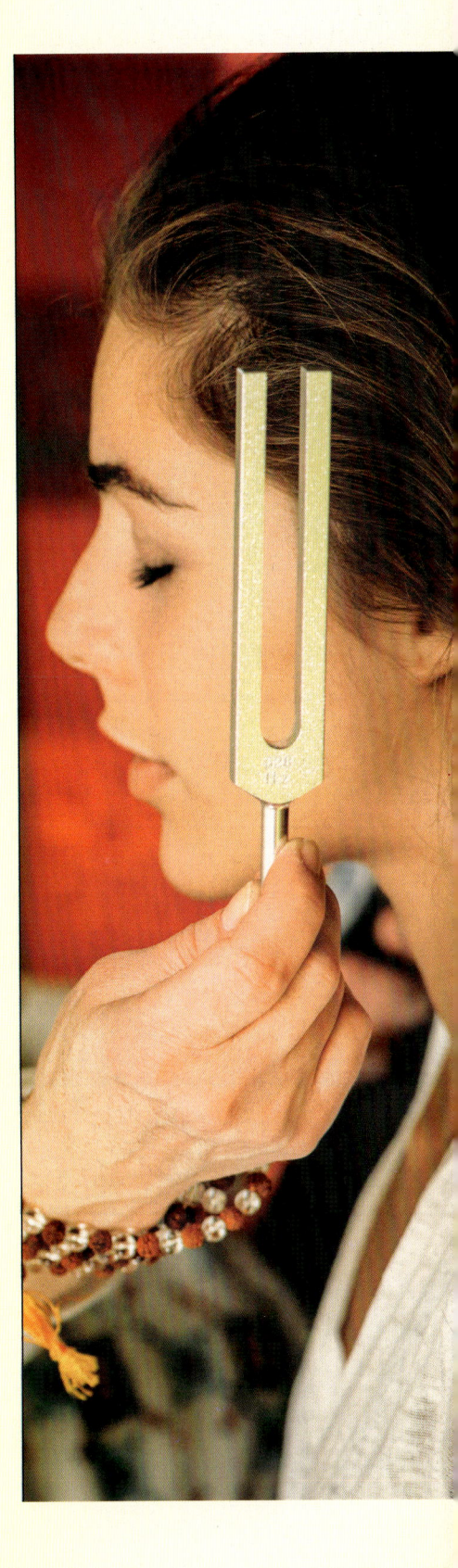

> **Vibrações penetram na pele a uma profundidade de até 8 cm. E o que é melhor: não há restrições**

治疗中草药

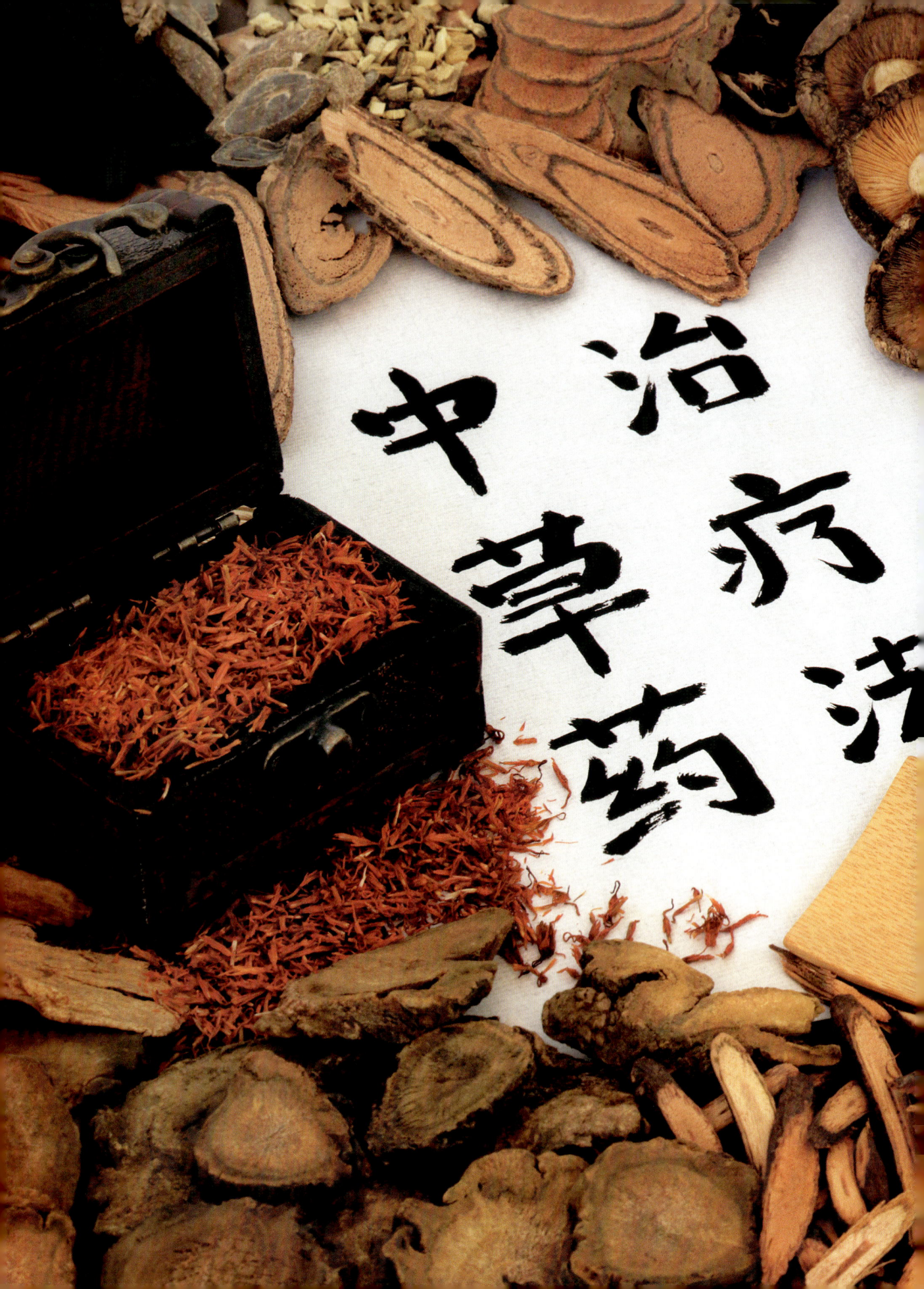

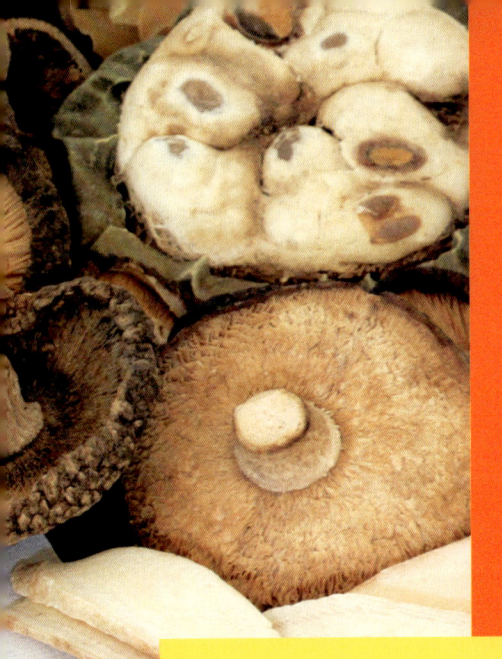

CAPÍTULO 4

PRATIQUE NO SEU *dia a dia*

Aprenda a equilibrar as energias *Yin* e *Yang* do seu organismo e aliviar diversos sintomas por meio de automassagens, técnicas de acupressão e os alimentos certos segundo os fundamentos da dietoterapia

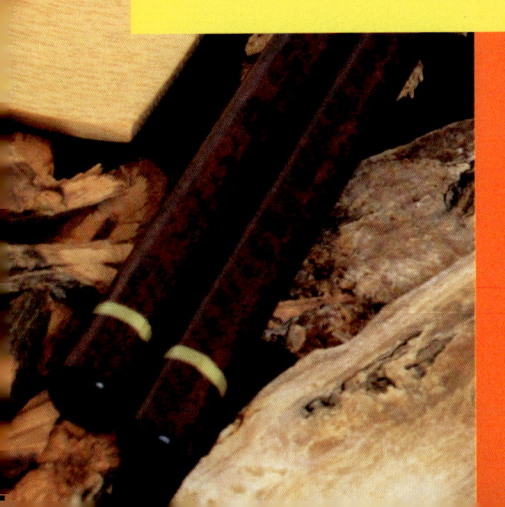

CAPÍTULO 4
PRATIQUE NO SEU DIA A DIA

ACUPRESSÃO

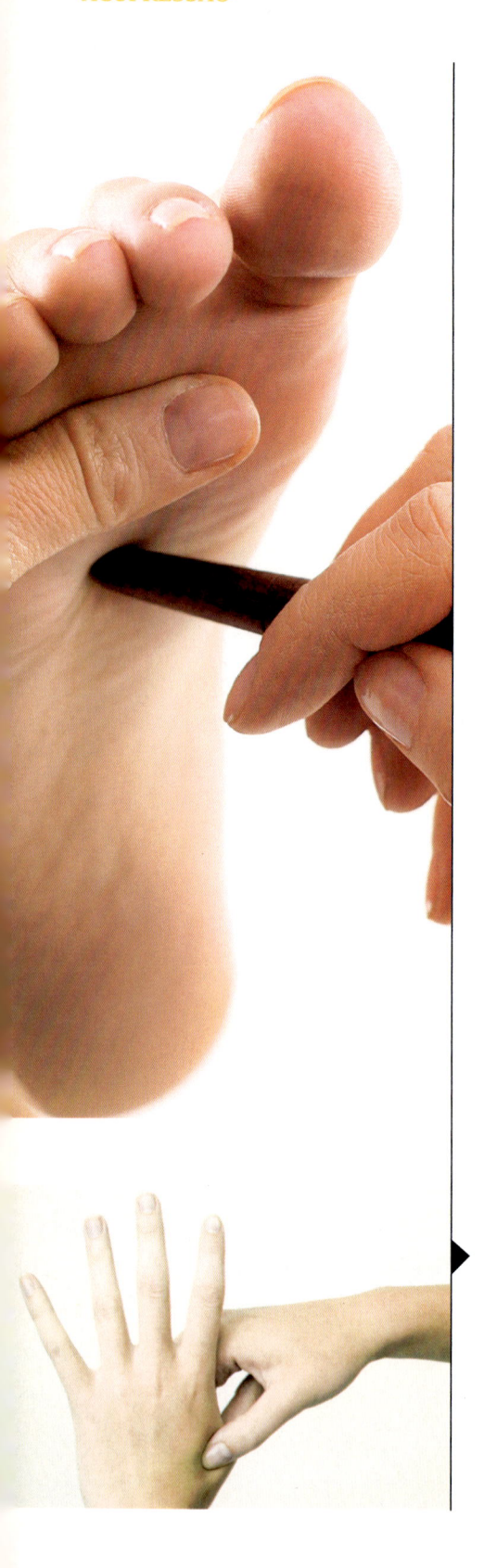

Alívio sem sair de casa

Embora a técnica chinesa com agulhas ajude a prevenir e atenuar vários tipos de dor, há sintomas que surgem de repente e em momentos nos quais não é possível correr para o consultório de um acupunturista para ter o alívio imediato. O que fazer, por exemplo, no meio de uma crise de enxaqueca, um ataque de pânico, uma cólica inesperada ou quando a insônia resolve atormentar na calada da noite? É nessas horas que a acupressão pode ser a solução dos seus problemas.

Assim como a acupuntura, essa técnica tem origem na Medicina Tradicional Chinesa e estimula diversos pontos situados no encontro de veias, nervos, artérias e canais vitais. A diferença é que, em vez de perfurar esses locais com agulhas, utiliza-se apenas a pressão dos dedos, o que torna esse procedimento muito mais seguro para ser feito em casa.

Chás baseados nos preceitos da fitoterapia oriental e automassagens em pontos dos pés, das mãos e dos braços que correspondem especificamente ao órgão afetado também podem ajudar. Mas atenção: esses recursos só são indicados em casos de enfermidades leves, como um resfriado, uma cólica menstrual ou um mal-estar provocado por má-digestão. Para sintomas menos corriqueiros ou que persistem, vale sempre a recomendação de procurar um médico, lembrando que a própria acupuntura atua, na maioria dos casos, como um recurso complementar ao tratamento alopático. Confira a seguir algumas dicas de como usar os dedos e a sabedoria chinesa para aliviar os desconfortos do dia a dia.

● TENSÃO E DOR DE CABEÇA

O ponto IG4, localizado na parte superior da mão, na região entre o polegar e o dedo indicador, pode ser pressionado a fim de aliviar tensões e dores de cabeça. Para estimulá-lo, posicione o polegar na região e faça pressão. Aperte a área por um período de um a cinco minutos. O processo pode ser repetido até três vezes em cada uma das mãos.

Embora seja bastante eficaz no caso de dores de cabeça, é importante destacar que o ponto IG4 deve ser evitado por gestantes, pois esse estímulo pode acelerar o trabalho de parto e até mesmo aumentar o risco de um aborto espontâneo.

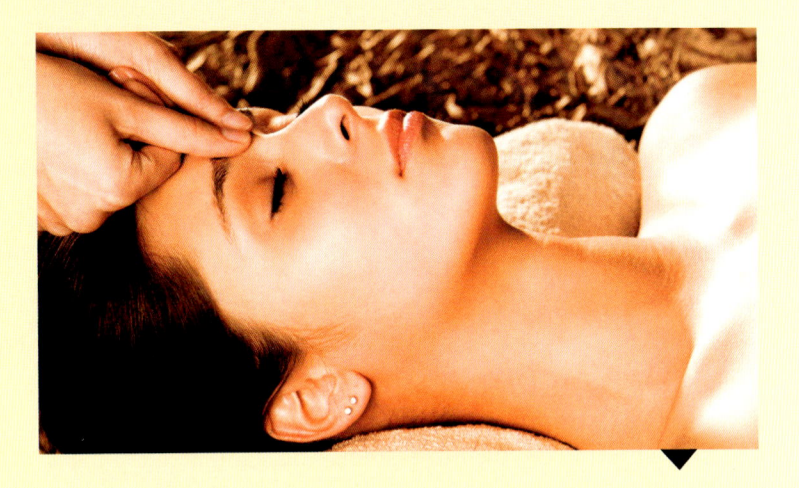

● INSÔNIA

Pressionar o *Yin Tang*, ponto localizado na região central da testa (acima do nariz e entre as sobrancelhas) é uma boa opção para quem sofre de insônia. O ideal é apertar e massagear a área entre um e cinco minutos, até que o corpo fique mais relaxado. Depois, com o organismo tranquilo, fica mais fácil ter uma boa noite de sono. Para obter um resultado melhor, recomenda-se que a pessoa feche os olhos e concentre-se na ação enquanto estimula o ponto. Também vale ficar atento à respiração para tirar o foco dos problemas e facilitar o relaxamento da mente.

● IMUNIDADE BAIXA

O ponto E36, localizado abaixo da rótula do joelho e ao lado da saliência da tíbia, possui múltiplas funções. Na acupressão, ele pode ser estimulado para fortalecer o sistema imunológico. O ideal é posicionar os polegares ou indicadores sobre a área e fazer pressão média por volta de dois a três minutos. A aplicação deve ser feita apenas uma vez ao dia e pode ser usada como método de prevenção de doenças.

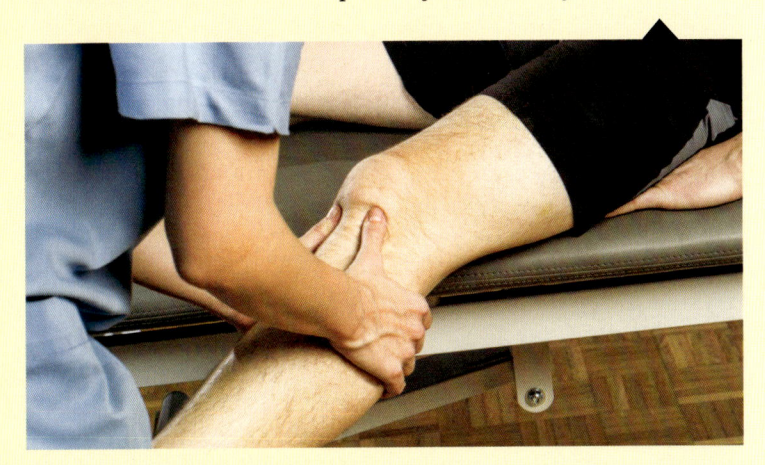

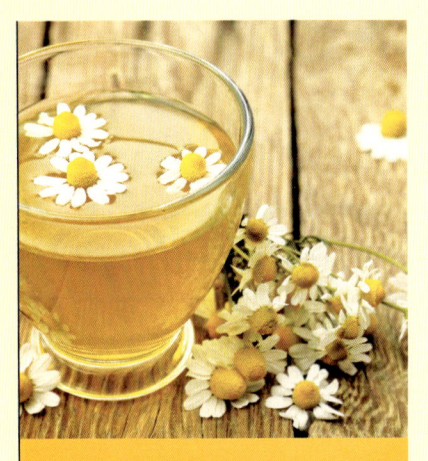

CAMOMILA TAMBÉM AJUDA A RELAXAR

Conhecido por oferecer um efeito calmante, o chá de camomila pode ser uma boa opção para combater a cólica menstrual, aliviar a tensão do corpo e melhorar o sono em conjunto com a acupressão. Além de reduzir os desconfortos, a bebida ajuda o sistema imunológico a combater infecções e evita espasmos musculares. Para prepará-la, siga o passo a passo:

1) Esquente 200 ml de água.

2) Assim que a água começar a ferver e borbulhar, desligue o fogo e acrescente uma colher de camomila.

3) Com uma tampa, abafe o recipiente por 10 minutos.

4) Retire a tampa e passe o chá em um coador, separando o líquido da camomila.

5) De preferência, tome o chá sem adoçante ou açúcar. Se não conseguir, acrescente um pouco de mel.

Ponto IG4 deve ser evitado por gestantes, pois pode acelerar a hora do parto

CAPÍTULO 4
PRATIQUE NO SEU DIA A DIA
ACUPRESSÃO

CANELA: UM PODEROSO ANTI-INFLAMATÓRIO

Qualquer receita fica mais saborosa com canela. Além de incrementar os pratos, a especiaria proporciona diversos benefícios à saúde. Confira os principais:

● Reduz o teor de açúcar no sangue
Temperar com canela um alimento muito doce pode ajudar a diminuir o impacto do açúcar no organismo. Isso porque a especiaria estimula a produção de insulina, aumenta a eficácia de seus receptores e também abranda o esvaziamento do estômago após a ingestão.

● Ideal para gripes
A canela é excelente no tratamento de gripes e resfriados. A melhor forma de consumi-la nesses casos é como chá, que alivia os sintomas da doença. Isso acontece porque a canela aquece o corpo e expulsa o agente infeccioso pelos poros. Uma boa dica é acrescentar gengibre no preparo para potencializar essa propriedade. A canela em pau possui também compostos fenólicos, substâncias que anulam a ação dos radicais livres, causadores de infecções.

● Ajuda a aumentar o fluxo menstrual
O chá de canela acelera a circulação ao aquecer o corpo e é usado tanto para iniciar o processo de menstruação como para o tratamento de gripes e resfriados. Por ter propriedades vasodilatadoras, também é responsável por diminuir a pressão arterial. No entanto, ao contrário do que muitas pessoas acreditam, o chá de canela não é abortivo. Trata-se de um mito.

● Melhora o colesterol
Médicos recomendam o consumo de meia colher (sopa) por dia da especiaria, uma vez que ela tem papel importante no combate ao colesterol. Os antioxidantes presentes na canela ajudam a eliminar com maior rapidez parte da gordura ruim que ingerimos.

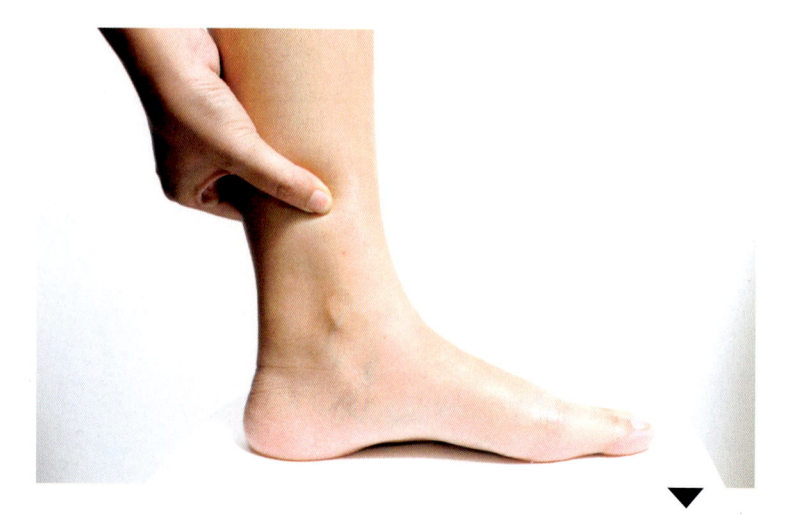

● CÓLICA MENSTRUAL

As mulheres que sofrem com cólicas durante o período menstrual podem pressionar algumas áreas do corpo para diminuir os desconfortos. A principal é o ponto *San Yin Jiao*, que fica na perna, cerca de 3 cm acima da saliência do maléolo medial, na lateral externa do tornozelo. O tempo da pressão varia de pessoa para pessoa, mas recomenda-se que a área seja estimulada, em média, por três minutos. Vale destacar que este ponto não deve ser pressionado em mulheres grávidas, pois tem efeito abortivo.

Apertar o centro da palma da mão também pode ser uma boa pedida para amenizar cólicas menstruais. Basta localizar a região e pressioná-la, posicionando o polegar na parte de dentro da mão (palma) e o indicador do outro lado, fazendo uma espécie de pinça com os dedos. Recomenda-se que a pressão seja feita durante, aproximadamente, um minuto. O processo deve ser realizado nas duas mãos e pode ser repetido até três vezes.

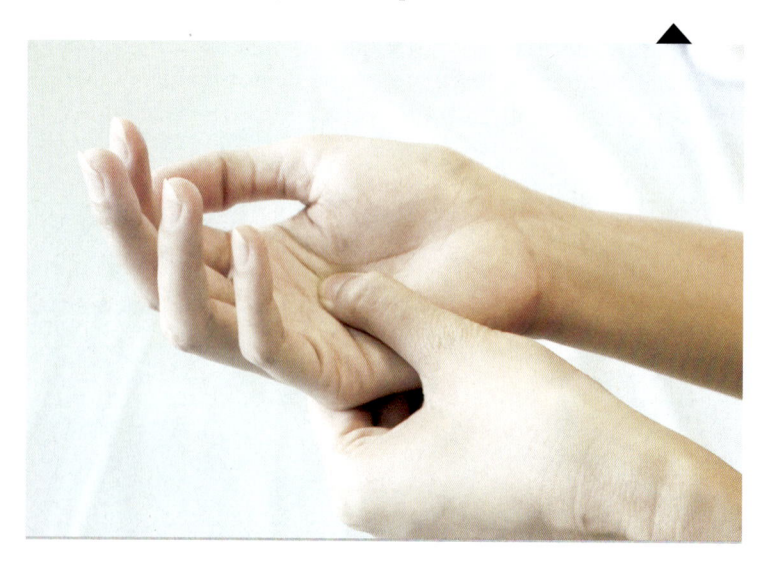

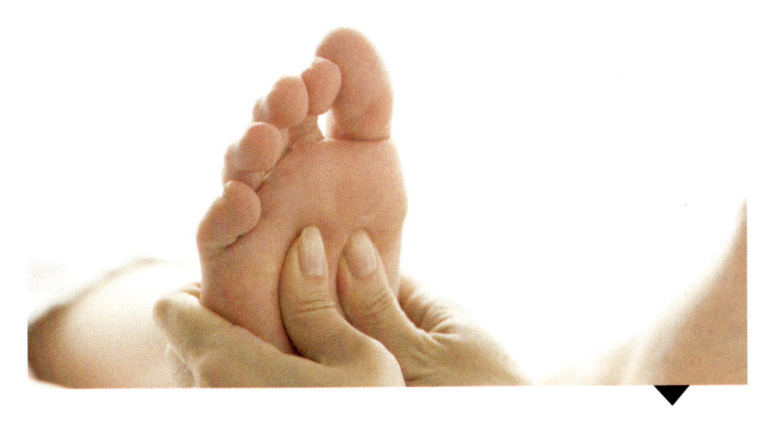

> **Ponto na planta do pé deve ser pressionado com os dois polegares**

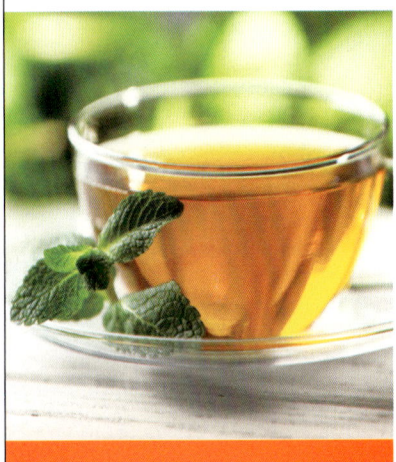

● AZIA E MÁ DIGESTÃO

O pé pode ser um grande aliado na hora de diminuir enjoos causados por azia e má digestão. Se esses desconfortos aparecerem, sente-se, retire os sapatos e as meias e apoie um dos pés sobre o joelho. O ponto que se deve procurar fica na planta do pé, a aproximadamente quatro dedos de distância do polegar, bem na área em que os ossos do polegar e do indicador se encontram.

A aplicação deve ser feita com os dois polegares das mãos, pressionando a área durante cerca de um minuto. Os outros dedos devem ficar apoiados na parte de trás do pé, dando suporte ao movimento de pressão. O processo pode ser repetido até três vezes em cada pé. Vale destacar que a região também pode ser massageada com movimentos circulares e laterais para estimular o meridiano e melhorar a digestão.

● DORES NAS COSTAS

Quem sente dores nas costas, principalmente em partes próximas ao pescoço, pode amenizar o problema apertando um ponto reflexo da mão. Ele fica no terceiro dedo. Basta pressionar a ponta para sentir alívio imediato. O ideal é que a pressão seja aplicada durante três minutos tanto no dedo da mão direita quanto no da esquerda.

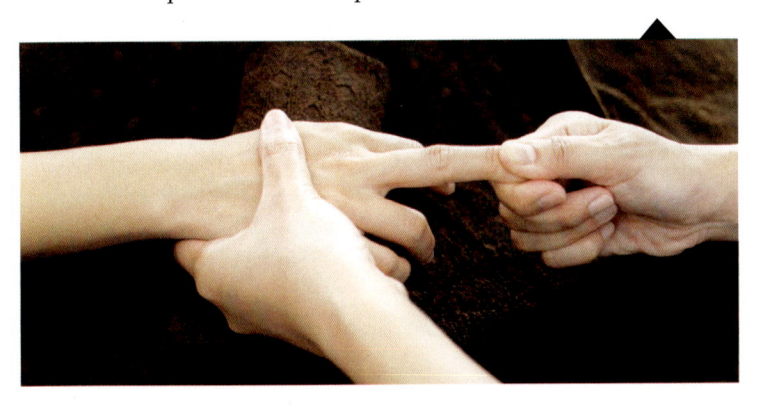

HORTELÃ PARA PROBLEMAS DE ESTÔMAGO

A hortelã é um bom remédio natural para tratar problemas de estômago, auxiliar na digestão, aliviar náuseas, reforçar o sistema imunológico e reduzir o mau hálito. De quebra, o chá da erva ajuda a amenizar desconfortos causados por gripes e resfriados, como tosse e febre. Confira o passo a passo:

1) Esquente 200 ml de água.

2) Assim que a água começar a ferver e borbulhar, desligue o fogo e acrescente um ramo de hortelã fresca.

3) Com uma tampa, abafe o recipiente por 10 minutos.

4) Retire a tampa e passe o chá em um coador, separando o líquido da hortelã.

5) De preferência, tome o chá sem adoçante ou açúcar. Se não conseguir, acrescente mel.

CAPÍTULO 4
PRATIQUE NO SEU DIA A DIA
ACUPRESSÃO

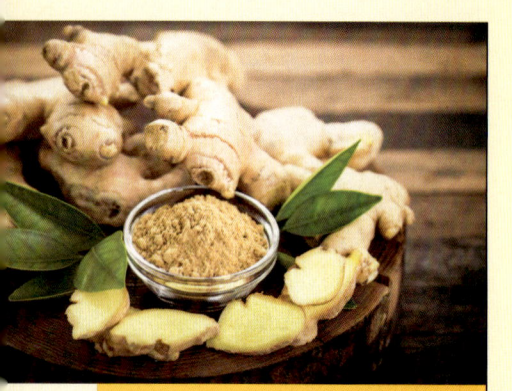

GENGIBRE PARA COMBATER A GRIPE

O gengibre serve de complemento às autoaplicações de acupressão. Amplamente utilizado em tratamentos naturais na Índia e na China, o rizoma é capaz de tratar inflamações na garganta de forma natural, já que possui propriedades de ação bactericida, sendo muito indicado para melhorar resfriados e aliviar problemas respiratórios.

Para quem pratica atividades físicas, sua ingestão é ainda mais importante. Segundo um estudo publicado no *The Journal of Pain*, os compostos anti-inflamatórios e óleos voláteis do alimento têm efeito analgésico para dores nos músculos e nas costas. Os cientistas concluíram isso após colocarem 74 adultos para fazer exercícios que causariam esses incômodos. Durante 11 dias, eles comiam diariamente 2g de gengibre ou placebo. Ao final do período de testes, o grupo que o consumiu teve redução de 25% nas dores, passadas 24 horas da prática de exercícios.

Pesquisas também têm apontado o gengibre como aliado para tratar outros tipos de dores e desconfortos. As cólicas menstruais estão entre eles. Seu efeito analgésico pode, ainda, combater dores de cabeça, cãibras e os incômodos causados pela artrite reumatoide.

Recomenda-se o consumo de até 10 g de gengibre fresco ao dia (ou metade, se for em pó). Ele pode ser ingerido na forma de chás, bolos, biscoitos, sucos ou ralado como tempero em diversas receitas.

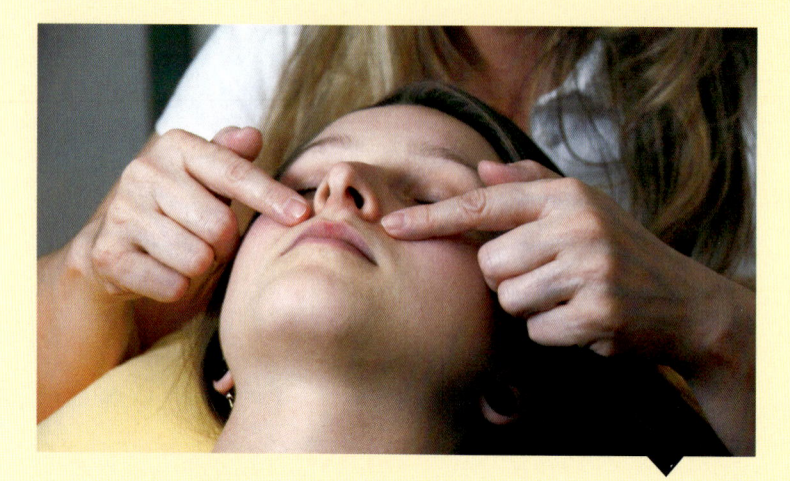

● RESFRIADOS E CONGESTÃO NASAL

Alguns pontos de acupressão ajudam a amenizar os sintomas de gripes e resfriados, como congestão nasal, tosse e espirros. Se o objetivo for desobstruir um nariz entupido, por exemplo, o ponto mais indicado é o IG20. Ele fica localizado na face, logo ao lado das asas do nariz. A aplicação deve ser feita da seguinte forma: posicione os dois polegares ou indicadores das mãos sobre os pontos localizados do lado direito e esquerdo das narinas. Pressione as áreas com firmeza durante um a cinco minutos, até sentir que as vias nasais estão descongestionando.

Também é possível encontrar no braço um ponto bom para aliviar tosse e espirros (tanto os causados por gripe quanto os alérgicos). Ele fica na região da dobra interna do braço (aquela que normalmente é usada em exames de sangue). Posicione o polegar na parte inferior do braço e faça uma espécie de pinça com o indicador, colocando-o próximo ao cotovelo. Depois, basta aplicar pressão por cerca de um minuto e repetir o processo no outro braço.

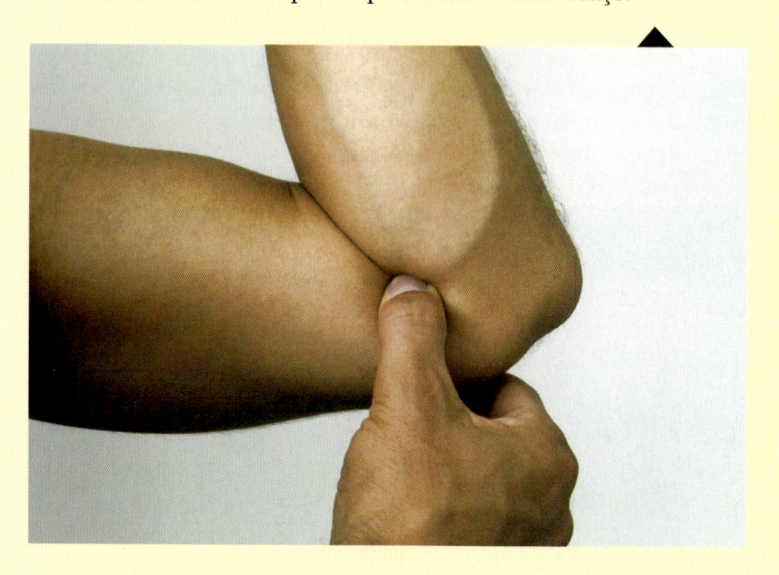

Pontos localizados na palma da mão e na planta dos pés ajudam a abrandar crises de pânico

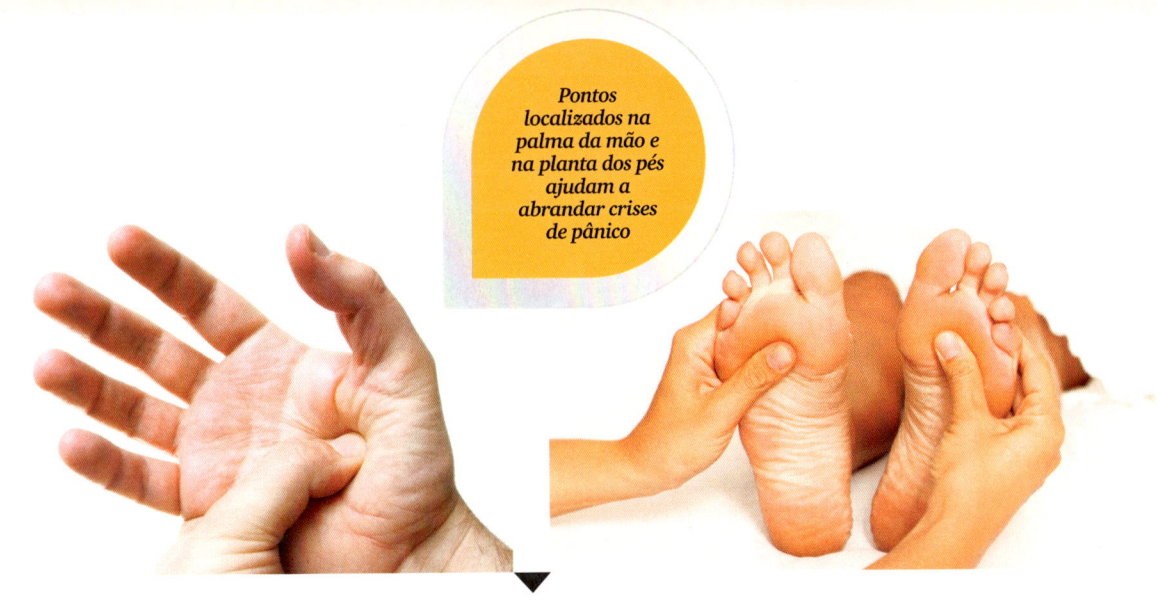

● CRISES DE PÂNICO

O ponto P10, localizado entre o polegar e o indicador, na parte interna da mão (palma), é uma boa pedida para combater crises de pânico. Basta pressionar a região com o polegar e apoiar o outro lado da mão com os demais dedos. O processo deve ser feito durante três minutos nas duas mãos.

No caso de crises mais intensas, recomenda-se pressão e massagens no ponto R1, que fica no pé. Para encontrá-lo de forma fácil, basta dobrar os dedos e localizar a pequena cavidade que se forma na região central da parte superior da planta do pé. Durante a crise, estimule a região por, no mínimo, três minutos em cada pé.

● SINUSITE

A inflamação das cavidades ao redor das vias nasais, mais conhecida como sinusite, pode gerar uma série de desconfortos e dores. Uma forma de aliviar esses incômodos é pressionando o ponto IG20, que também pode ser usado para aliviar congestões nasais e fica localizado ao lado das asas do nariz (*veja foto na página ao lado*). O ideal é pressionar a área durante três minutos ou até sentir alívio.

A orelha também pode ajudar no combate aos sintomas da sinusite. O ponto certo fica na região do trago. Para estimulá-lo, posicione o polegar e o indicador como se fossem uma pinça e pressione a área com os dois dedos por três minutos.

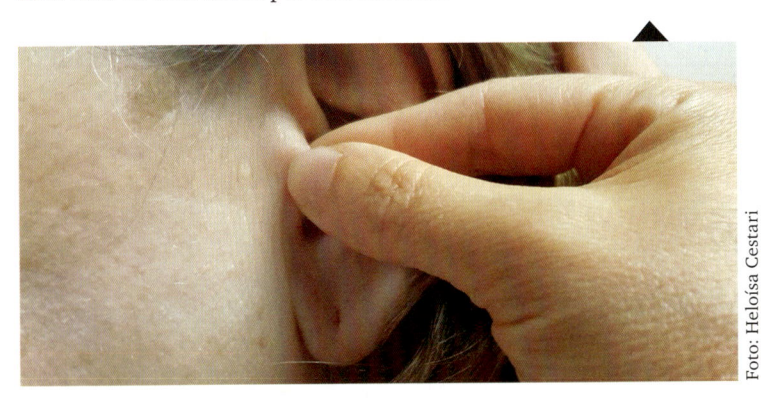

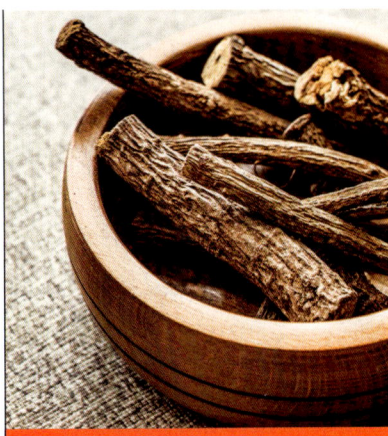

ALCAÇUZ: UM EFICIENTE ANTISSÉPTICO

Consumido pelos chineses há mais de 3 mil anos, o chá de alcaçuz serve para tratar irritações superficiais na garganta, que provocam coceira e tosse. Há ainda pesquisas em andamento que buscam descobrir seu efeito sobre alergias e bronquites. Podem ser consumidas tanto a folha quanto a raiz. Mas a segunda é mais comum. Essa planta é 15 vezes mais doce que a cana. Por isso, funciona como um adoçante natural para o suco e uma boa maneira de combater a cárie dentária. A infusão com a raiz pode ser bebida quente ou fria. Basta ferver 1 litro de água com 30 gramas de alcaçuz, deixar no fogo por 10 minutos e, depois, abafar a mistura por mais 10 minutos.

Foto: Heloísa Cestari

CAPÍTULO 4
PRATIQUE NO SEU DIA A DIA
DIETOTERAPIA

A CURA PELOS *alimentos*

Na China, quando um paciente é diagnosticado com desequilíbrio emocional ou físico, o primeiro recurso terapêutico é intervir na alimentação. Baseando-se nos conhecimentos milenares da dietoterapia, os médicos previnem e tratam doenças sem receitar um único remédio

O conceito de alimento funcional — que traz benefícios à saúde, muito além de nutrir — ainda é novidade nas sociedades ocidentais. Por outro lado, no Oriente, há mais de 3 mil anos, os profissionais da área médica vêm reunindo esforços para catalogar todo tipo de comida de acordo com suas propriedades curativas.

"A diferença entre uma corrente e outra é que a ocidental foca mais os componentes nutricionais e estruturais de cada alimento, enquanto que a oriental concentra-se na energia que ele transmite, bem como em suas relações com os órgãos do corpo e as emoções", esclarece a enfermeira e acupunturista Marli de Mario Porto, professora de dietoterapia na Escola Oriental EOMA e no Colégio Brasileiro de Acupuntura (CBA). Para a Medicina Tradicional Chinesa, é o desequilíbrio energético a causa de todos os nossos males.

YIN E *YANG* EM HARMONIA

Um dos princípios fundamentais da dietoterapia chinesa é o equilíbrio entre as energias *Yin* e *Yang*, que são opostas e complementares. O *Yin* representa a escuridão, o princípio passivo, feminino, frio e noturno. Já o *Yang* representa a luz, o princípio ativo, masculino, quente e claro. De acordo com esses conhecimentos, um indivíduo em que a energia *Yang* predomina tende a falar mais alto, gesticular, sentir muito calor e se irritar com facilidade. Já aquele em que o *Yin* parece ser a força de maior intensidade possui características completamente opostas.

Para os chineses, os alimentos são uma alternativa eficaz de interferir nesse processo de interação entre as duas energias, corrigindo-as quando necessário. Afinal, carregando também suas próprias características, os alimentos são capazes de reforçar,

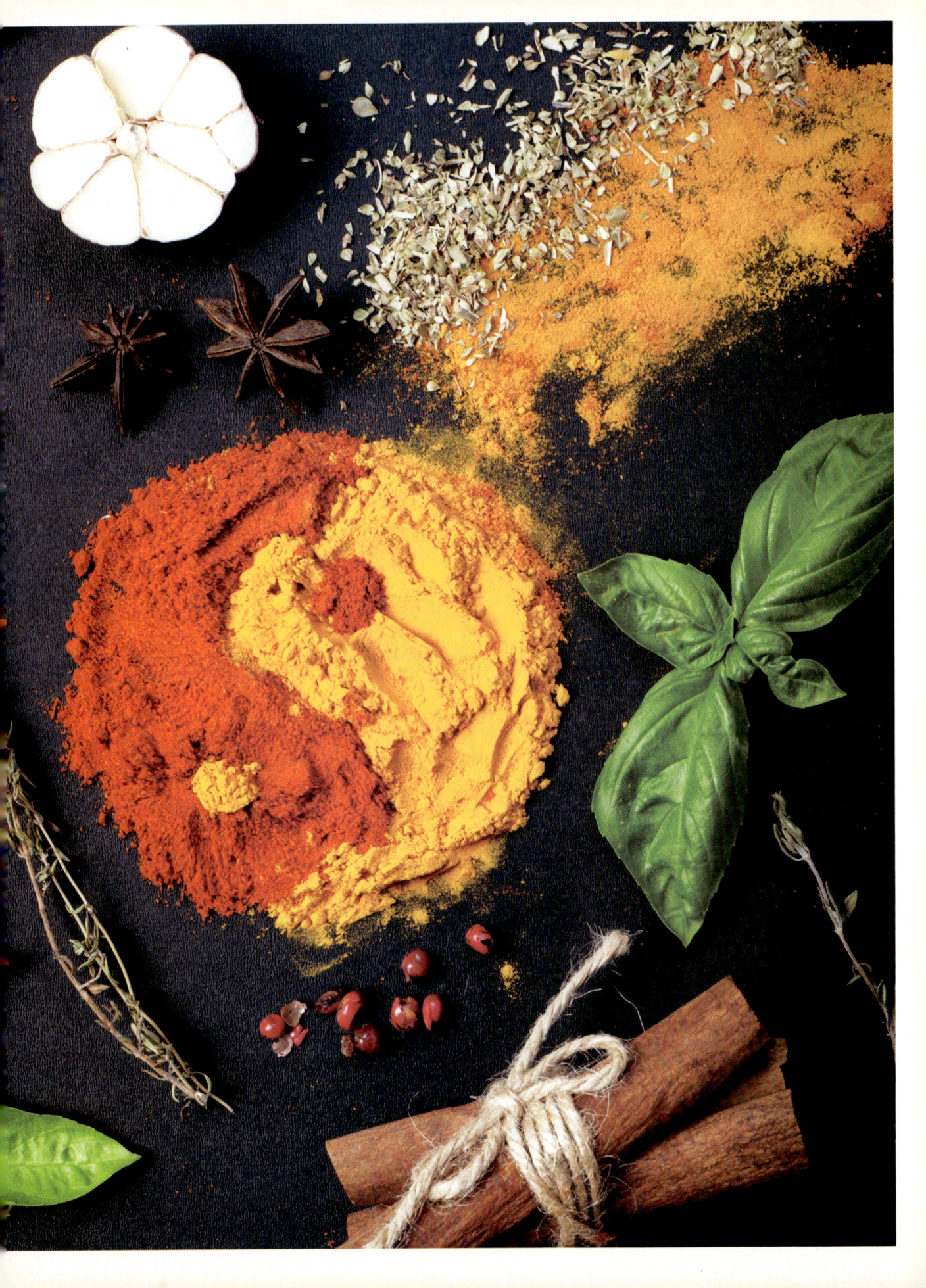

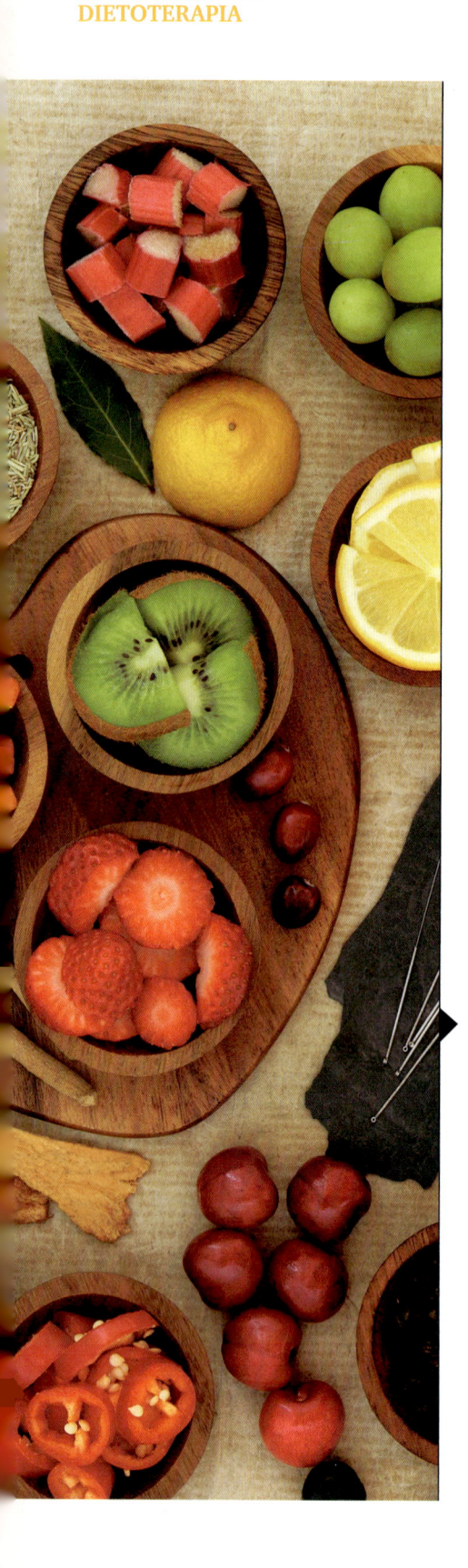

CAPÍTULO 4
PRATIQUE NO SEU DIA A DIA
DIETOTERAPIA

neutralizar ou enfraquecer essas forças. "Na medicina chinesa, a alimentação é sempre o primeiro recurso a ser utilizado quando percebemos que a pessoa está doente. Depois é que vêm a fitoterapia, a massagem e a acupuntura, nessa ordem", explica Orlando Gonçalves, médico fundador do Instituto de Acupuntura do Rio de Janeiro (IARJ).

Os chineses acreditam que os alimentos classificados como *Yang* aumentam o calor do corpo (aceleram o metabolismo) e os ingredientes *Yin* refrescam, desacelerando o mesmo. Por isso, deve-se ingerir os dois tipos de comida para manter o equilíbrio. Uma pessoa que come em demasia ingredientes *Yang*, por exemplo, pode sofrer de acne e mau hálito, enquanto que a falta desse tipo de alimento pode torná-la letárgica ou anêmica.

Para estabelecer quais são os itens mais indicados em cada caso, os adeptos da dietoterapia os classificam de acordo com seu sabor (azedo, amargo, adocicado, picante e salgado), as sensações térmicas que provocam no organismo (quente, fria, morna e fresca), suas cores (verde, amarela, vermelha, branca e escura), entre muitas outras características, como a capacidade de secar ou umedecer o organismo.

Os médicos e nutricionistas que seguem esse modelo terapêutico, portanto, cruzam uma grande diversidade de informações antes de prescrever uma dieta. "Para um diagnóstico preciso dos desequilíbrios energéticos de um paciente, o primeiro passo é fazer uma relação detalhada dos alimentos que ele costuma ingerir diariamente. Depois, bastará aumentar o que está deficiente e reduzir o que está em excesso", explica Yu Tao, PhD em Medicina Tradicional Chinesa e professor dos cursos de graduação em Naturologia e de pós-graduação em Terapêutica Chinesa na Universidade do Sul de Santa Catarina (Unisul).

EMOÇÕES E SENSAÇÕES

A dietoterapia também propõe um olhar global, integrado, do ser humano. A medicina chinesa parte do princípio de que o psíquico está intimamente ligado ao físico, de modo que um influencia o outro de maneira decisiva. Por conta dessa abordagem, a técnica oriental com foco na alimentação atua sempre na causa dos problemas, em vez de combater apenas os sintomas. "Uma pessoa que chega ao consultório estressada ou ansiosa demais, por exemplo, para nós já está doente. Afinal, as emoções atrapalham as funções dos órgãos e, com o tempo, acabam precipitando consequências físicas", pondera Orlando Gonçalves. Por causa dessa característica, a terapêutica pode ser considerada uma medida preventiva, já que permite intervir antes mesmo do aparecimento de uma enfermidade.

O estímulo será dado pela alimentação e, embora cada dieta tenha sua especificidade, alguns princípios básicos da técnica valem para todos e podem ser aplicados no dia a dia, de modo a garantir mais saúde. Confira ao lado:

Pratique a dietoterapia no cotidiano

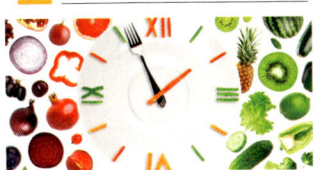

1
FIQUE DE OLHO NO PERÍODO DO DIA
Durante o dia *(Yang)*, a dietoterapia orienta o consumo de alimentos que crescem para o alto, como frutas e grãos. À noite *(Yin)*, deve-se dar preferência aos que crescem para baixo, como raízes e tubérculos.

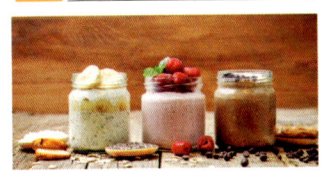

2
COMA ALIMENTOS LEVES À NOITE
Os chineses defendem que o café da manhã e o almoço devem ser as refeições mais fartas. Já no jantar, qualquer excesso deve ser evitado. Esse é o período em que predomina o *Yin,* quando a digestão começa a ficar mais difícil. Então, o ideal é que a alimentação seja leve, para garantir uma boa noite de sono e mais disposição ao despertar.

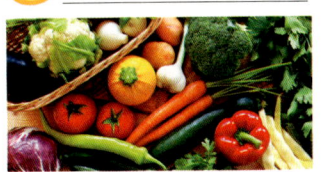

3
CONHEÇA A FUNÇÃO DE CADA VEGETAL
Os grãos proporcionam estabilidade, as verduras trazem vitalidade, enquanto as frutas têm a função básica de eliminar as toxinas e refrescar.

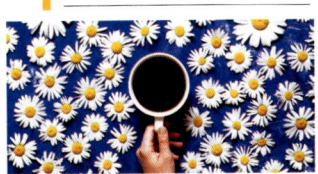

4
ADEQUE A ALIMENTAÇÃO AO CLIMA
As condições climáticas são consideradas pelos praticantes da Medicina Tradicional Chinesa no momento de orientar a alimentação. Devem-se evitar os choques térmicos, adequando, sempre que possível, a temperatura da comida ao clima. "Em dias muito quentes, passe longe dos alimentos frios ou gelados, a menos que eles estejam acompanhados de outros pratos mornos. Nos dias de baixa temperatura, por sua vez, evite pratos excessivamente quentes, a menos que estejam combinados com alimentos frescos", adverte Tao. Além disso, os adeptos da dietoterapia devem suprimir o consumo de mantimentos crus à noite, quando a temperatura ambiente, em geral, é mais baixa.

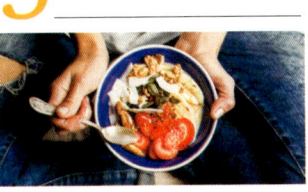

5
MASTIGUE SEM PRESSA
A mastigação é outro ponto fundamental para que os objetivos da dietoterapia possam ser plenamente correspondidos. "Triture bem os alimentos, para que os órgãos possam absorver seus sabores correspondentes", indica Gonçalves.

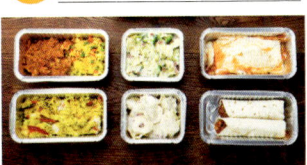

6
FRACIONE AS REFEIÇÕES
Pequenos lanches também são indicados nos intervalos. "Quando fracionamos menos a alimentação, a tendência é comermos mais a cada refeição. Com isso, sobrecarregamos o baço e o pâncreas", diz o médico Orlando Gonçalves.

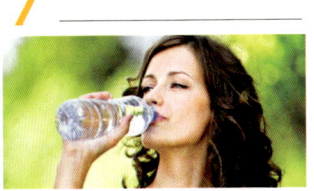

7
BEBA BASTANTE ÁGUA
A água é um componente fundamental do plano alimentar oriental. "Não passe mais do que uma hora sem beber um gole enquanto estiver acordado, todos os dias, pelo resto da vida", ensina Yu Tao.

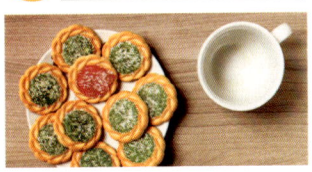

8
EVITE LÍQUIDOS COM A COMIDA
Bebidas acompanhando as refeições são completamente contraindicadas. "Se a pessoa realmente precisar beber enquanto se alimenta, que seja água sem gelo, em pequenos goles, para não prejudicar a digestão", indica Tao.

CAPÍTULO 4
PRATIQUE NO
SEU DIA A DIA

DIETOTERAPIA

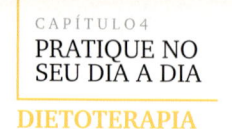

OS SABORES E OS ÓRGÃOS

Entre todas as características do que comemos, uma das mais importantes é o sabor. Cada paladar está relacionado à função de um órgão em especial. Por isso, o excesso de alimentos com o mesmo gosto pode desequilibrar o organismo. "Esse conhecimento permite ao médico intervir, por meio da alimentação, em um sistema deficiente", explica Marli de Mario Porto, enfermeira e professora de dietoterapia. Veja a relação:

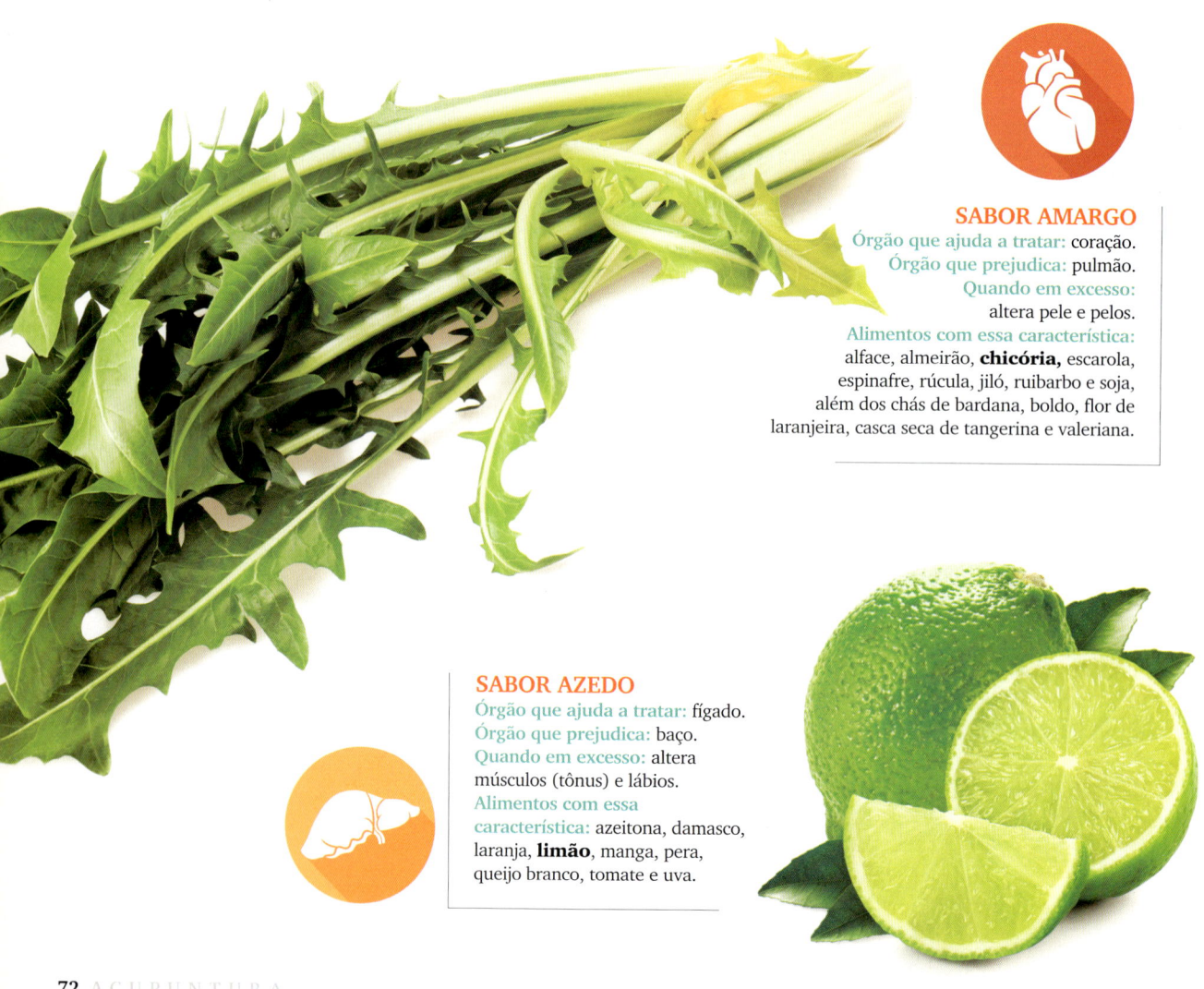

SABOR AMARGO
Órgão que ajuda a tratar: coração.
Órgão que prejudica: pulmão.
Quando em excesso: altera pele e pelos.
Alimentos com essa característica: alface, almeirão, **chicória,** escarola, espinafre, rúcula, jiló, ruibarbo e soja, além dos chás de bardana, boldo, flor de laranjeira, casca seca de tangerina e valeriana.

SABOR AZEDO
Órgão que ajuda a tratar: fígado.
Órgão que prejudica: baço.
Quando em excesso: altera músculos (tônus) e lábios.
Alimentos com essa característica: azeitona, damasco, laranja, **limão,** manga, pera, queijo branco, tomate e uva.

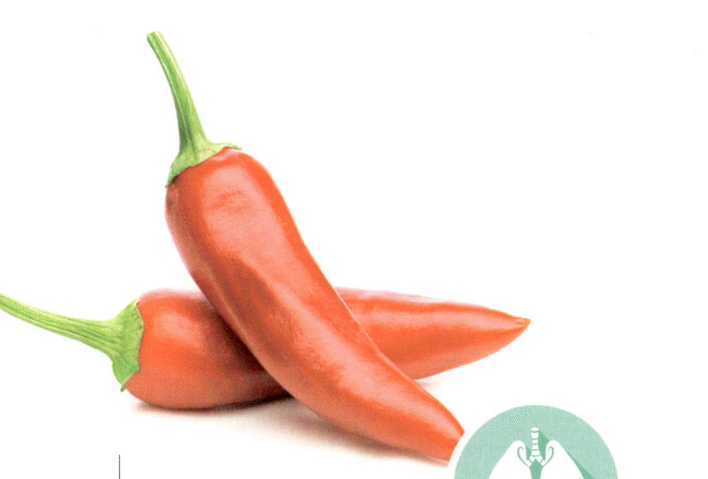

SABOR PICANTE
Órgão que ajuda a tratar: pulmão.
Órgão que prejudica: fígado.
Quando em excesso: altera músculos e unhas.
Alimentos com essa característica: alho, alho-poró, canela, cebola, cebolinha, nabo, orégano, **pimenta**, pimenta-do-reino, pistache e rabanete, além de chás de hortelã e de casca seca de laranja.

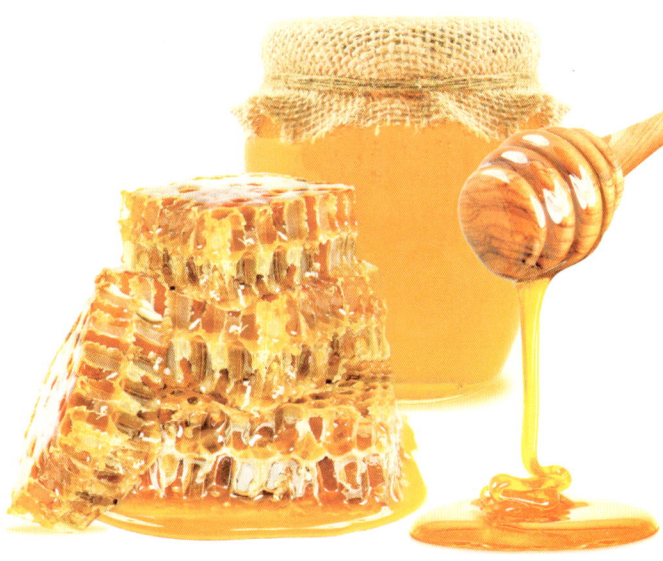

SABOR ADOCICADO
Órgão que ajuda a tratar: baço.
Órgão que prejudica: rim.
Quando em excesso: altera ossos e cabelos.
Alimentos com essa característica: abóbora, abobrinha, alcachofra, arroz, batata, berinjela, carne de boi, champinhom, couve-flor, espinafre, mamão, **mel**, figo, frango, ovo e peixe magro, além dos chás de alcaçuz e de erva-doce.

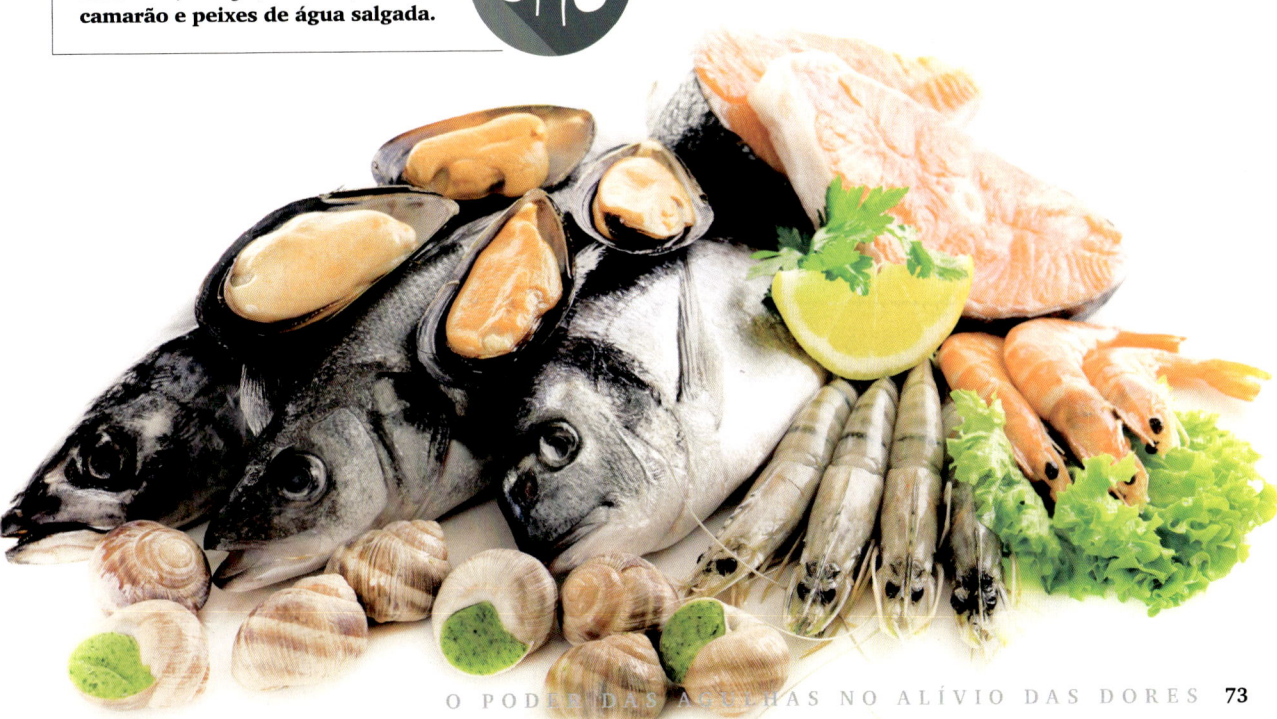

SABOR SALGADO
Órgão que ajuda a tratar: rim.
Órgão que prejudica: coração.
Quando em excesso: altera sangue e face.
Alimentos com essa característica: alga-marinha, ovo de codorna, feijão, frutas secas, *escargot*, **marisco, ostra, camarão e peixes de água salgada.**

CAPÍTULO 4
PRATIQUE NO SEU DIA A DIA
DIETOTERAPIA

PROTEÇÃO CONTRA *doenças*

Na Medicina Tradicional Chinesa, alguns alimentos são reconhecidos por suas propriedades tônicas, já que têm a função de estimular o funcionamento da resposta imune do organismo, prevenindo e tratando doenças. Eles se dividem em categorias, cada uma com objetivos terapêuticos muito particulares, como aumentar a disposição e a energia ou melhorar a absorção dos nutrientes. "Esses alimentos podem ser consumidos em grande quantidade para reforçar a função imunológica orgânica em quadros de deficiência provocados, principalmente, por doenças crônicas", explica Yu Tao.

TÔNICO DE *YANG*
Para que serve: restabelece e mantém o calor do organismo, que pode estar em níveis considerados baixos devido ao envelhecimento, a doenças crônicas ou a excessos sexuais.
Previne e trata: asma, rinite alérgica, insuficiência renal crônica, vitiligo, psoríase, osteoporose e diabetes melito.
Alimentos mais indicados: castanhas, canela, cravo-da-índia, erva-doce, lagosta, rabada, framboesa, camarão, anis-estrelado e morango.

TÔNICO ESTOMACAL
Para que serve: aliado nos cuidados com o estômago.
Previne e trata: gastrite, náusea matinal e diabetes melito.
Alimentos mais indicados: carne de boi, castanhas, canela, cogumelos brancos, manga, leite, arroz polido, *shitake* e salmão.

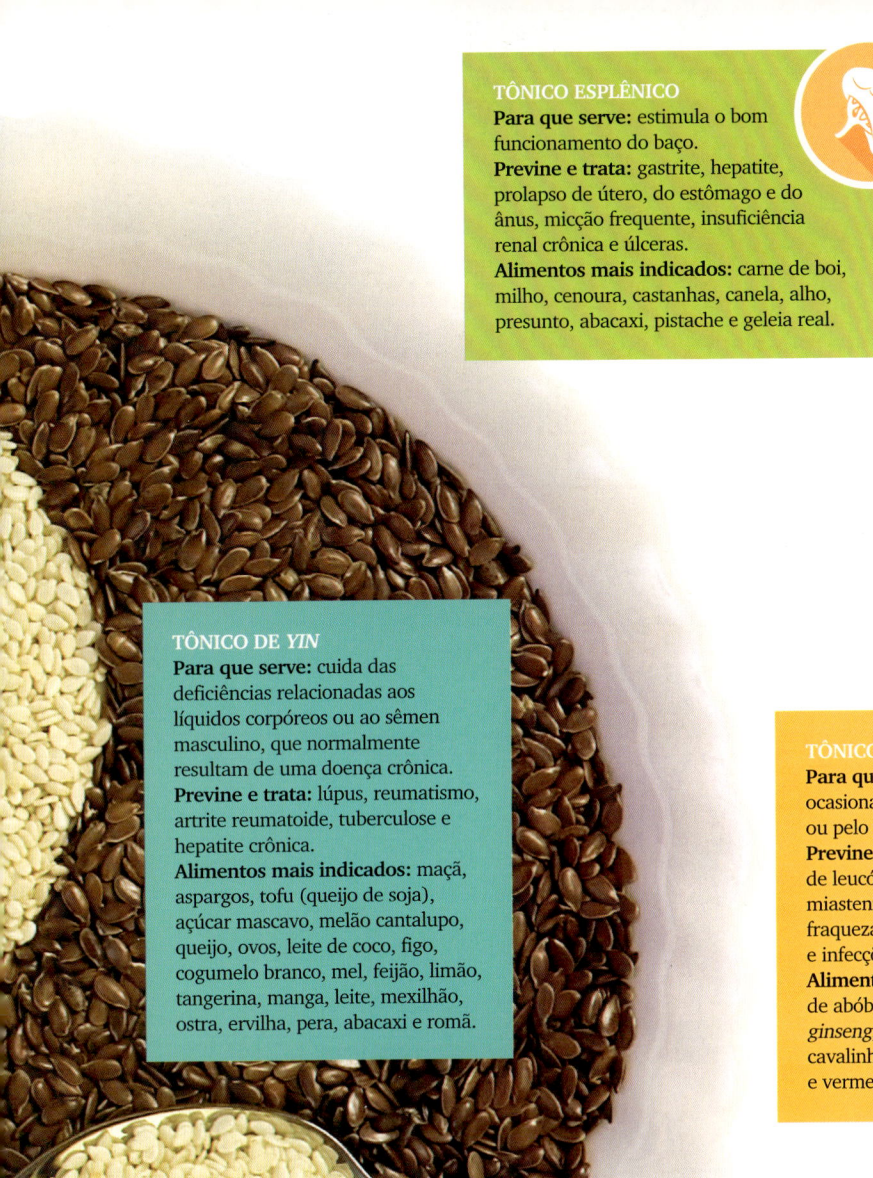

TÔNICO ESPLÊNICO
Para que serve: estimula o bom funcionamento do baço.
Previne e trata: gastrite, hepatite, prolapso de útero, do estômago e do ânus, micção frequente, insuficiência renal crônica e úlceras.
Alimentos mais indicados: carne de boi, milho, cenoura, castanhas, canela, alho, presunto, abacaxi, pistache e geleia real.

TÔNICO CORONÁRIO
Para que serve: atua no controle dos problemas cardiovasculares.
Previne e trata: coronariopatia (estreitamento das artérias do coração), insuficiência cardíaca e anemia.
Alimentos mais indicados: chicória, café, *ginseng*, chá e trigo.

TÔNICO DE *YIN*
Para que serve: cuida das deficiências relacionadas aos líquidos corpóreos ou ao sêmen masculino, que normalmente resultam de uma doença crônica.
Previne e trata: lúpus, reumatismo, artrite reumatoide, tuberculose e hepatite crônica.
Alimentos mais indicados: maçã, aspargos, tofu (queijo de soja), açúcar mascavo, melão cantalupo, queijo, ovos, leite de coco, figo, cogumelo branco, mel, feijão, limão, tangerina, manga, leite, mexilhão, ostra, ervilha, pera, abacaxi e romã.

TÔNICO DE ENERGIA
Para que serve: combate a deficiência de energia ocasionada por doenças crônicas, fatores genéticos ou pelo próprio avanço da idade.
Previne e trata: leucopenia (redução do número de leucócitos no sangue), asma brônquica, miastenia grave (doença neuromuscular que causa fraqueza e fadiga muscular), resfriados frequentes e infecções de pele.
Alimentos mais indicados: carne de boi, semente de abóbora, milho, cereja, coco, tâmara, noz, *ginseng*, uva, arenque, mel, jaca, alcaçuz, cavalinha, polvo, batata-doce branca, tâmaras preta e vermelha, cogumelo *shitake*, abóbora e tofu.

TÔNICO HEPÁTICO
Para que serve: combate as deficiências que atrapalham o bom funcionamento do fígado e as doenças relacionadas.
Previne e trata: hipertensão e hepatites não ictéricas.
Alimentos mais indicados: semente de gergelim, amora, mexilhão, framboesa, geleia real, tâmara e morango.

TÔNICO PULMONAR
Para que serve: corrige problemas respiratórios.
Previne e trata: bronquite crônica, asma brônquica, tuberculose e enfisema.
Alimentos mais indicados: queijo, alho, leite, noz e inhame.

TÔNICO DE SANGUE
Para que serve: corrige as carências que podem resultar de um quadro hemorrágico ou da baixa absorção dos nutrientes.
Previne e trata: anemia, alergia e urticária.
Alimentos mais indicados: carne de boi, fígado, ovo, presunto, polvo, rabada, ostra, semente de palmeira e espinafre.

CAPÍTULO 4
PRATIQUE NO SEU DIA A DIA
RECEITAS

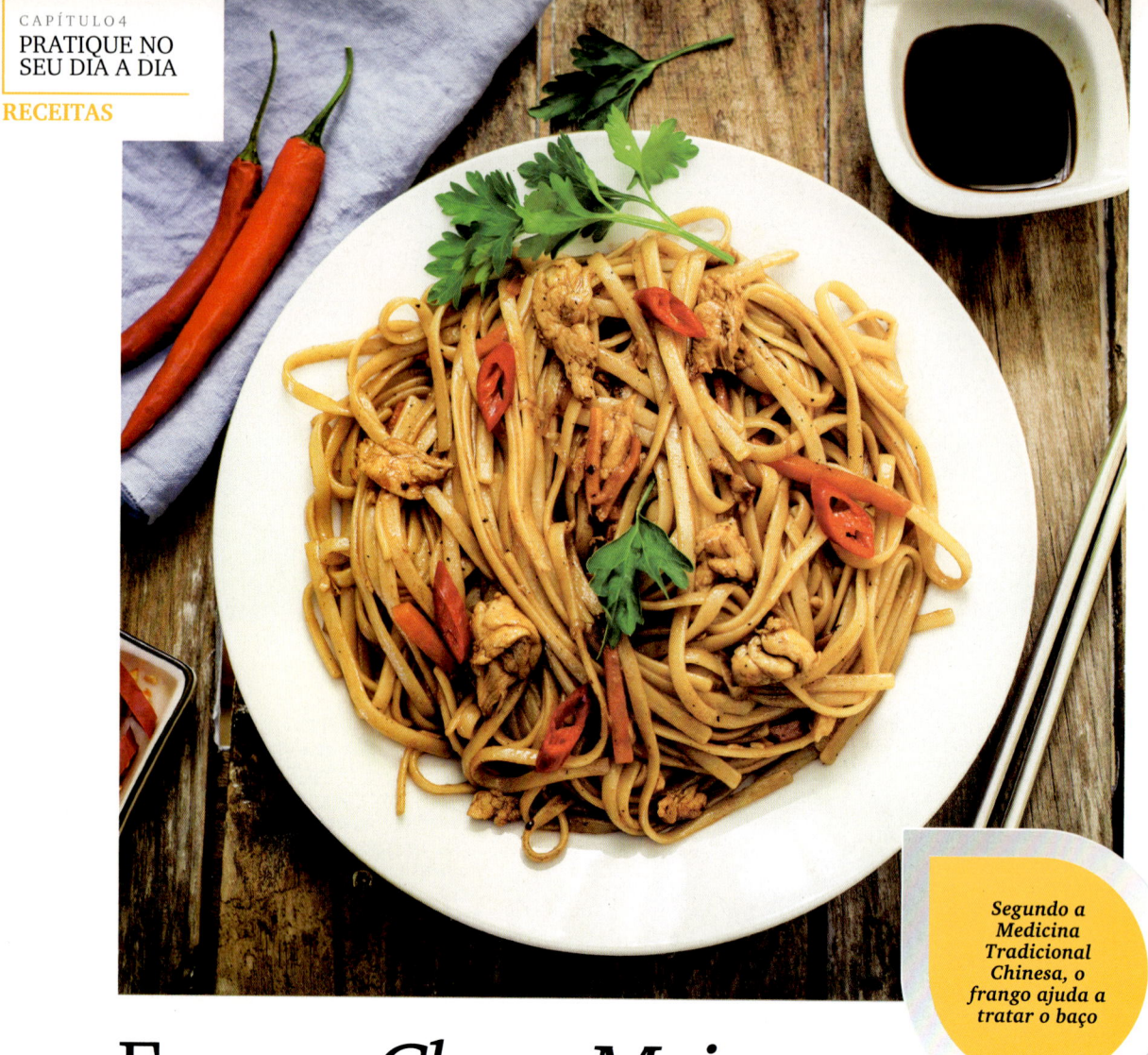

Segundo a Medicina Tradicional Chinesa, o frango ajuda a tratar o baço

Frango *Chow Mein*

INGREDIENTES
- 225 g de talharim com ovos (seco)
- 225 g de peito de frango sem osso e sem pele
- 1 col. (sopa) de molho de soja claro
- 1 col. (sopa) de xerez seco
- 1 col. (sopa) de óleo de girassol
- 4 cebolas pequenas bem picadas
- 115 g de ervilhas tortas, fatiadas diagonalmente
- 25 g de presunto de Parma em cubinhos
- 1 col. (chá) de óleo de gergelim
- 1 col. (chá) de açúcar refinado
- 2 cebolinhas em tirinhas, para guarnecer

MODO DE PREPARO
1) Ponha água para ferver em uma panela grande e cozinhe o talharim por 3 a 4 minutos. Escorra, enxágue e reserve.
2) Limpe o peito de frango. Usando uma faca afiada, corte em tiras de 0,5 cm.
3) Em uma tigela, misture as tiras de frango com o molho de soja e o xerez.
4) Aqueça o óleo de girassol numa frigideira. Frite o frango e as cebolas por 2 minutos.
5) Acrescente as ervilhas e o presunto e frite por mais 1 minuto.
6) Escorra bem o talharim e o adicione à panela com óleo de gergelim e açúcar. Cozinhe, mexendo por 2 minutos, para aquecer completamente.
7) Guarneça com cebolinhas e sirva.

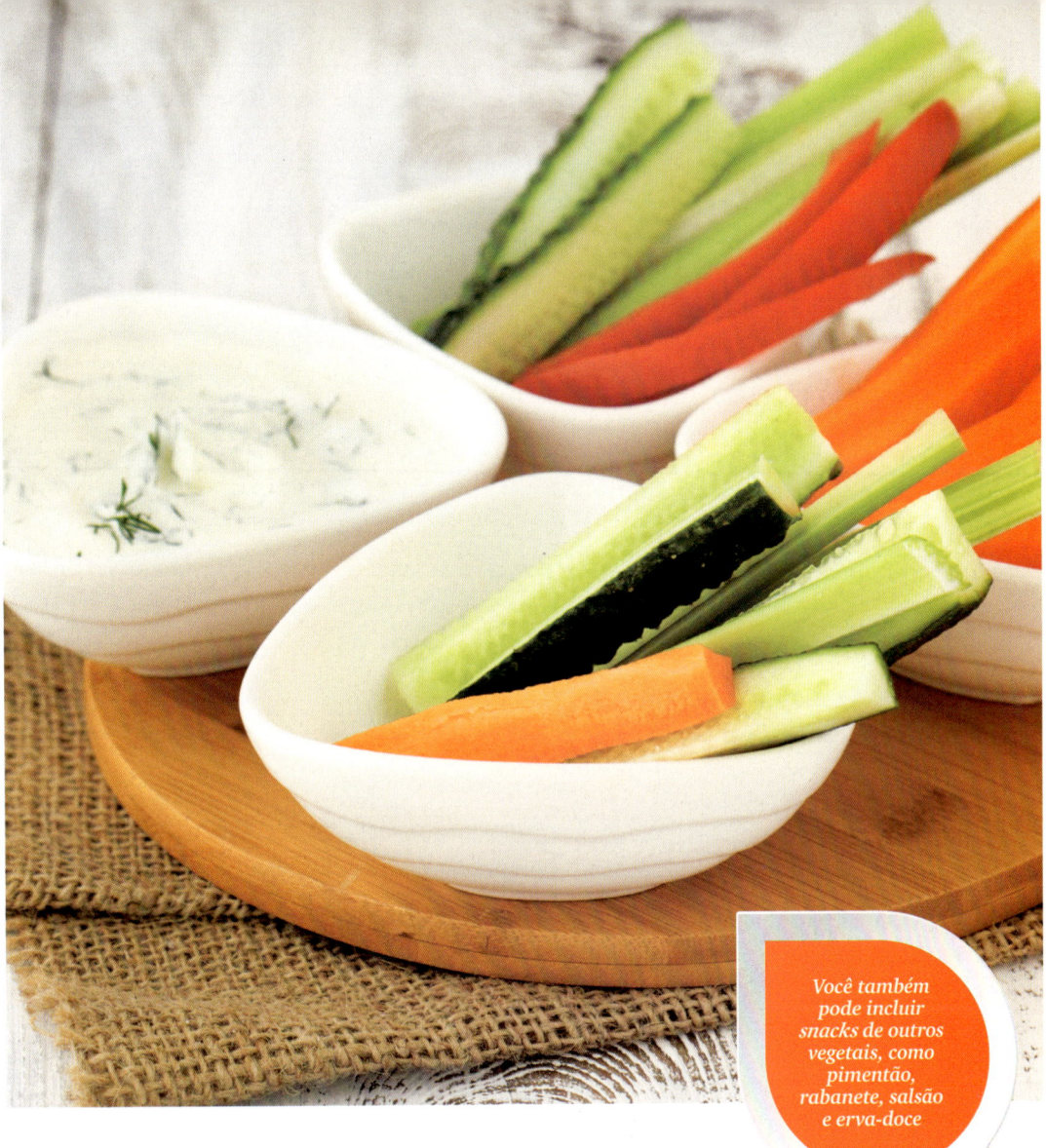

Você também pode incluir snacks de outros vegetais, como pimentão, rabanete, salsão e erva-doce

Snacks de cenoura e pepino com molho de iogurte

INGREDIENTES DOS *SNACKS*
- 1 cenoura
- 1 pepino
- Cubos de gelo

INGREDIENTES DO MOLHO
- 2 col. (sopa) de creme de ricota *light*
- 1 copo (200 ml) de iogurte natural desnatado
- Orégano a gosto
- Manjericão picado a gosto (ou hortelã)
- Raspas de limão
- Pimenta-do-reino

MODO DE PREPARO
1) Corte as cenouras e os pepinos em tiras e coloque-os em um recipiente junto com os cubos de gelo.
2) Em outra tigela, coloque 2 colheres (sopa) de creme de ricota *light* com o iogurte natural desnatado e misture bem.
3) Adicione os demais ingredientes do molho.
3) Molhe os palitos no molho e se delicie.

CAPÍTULO 4
PRATIQUE NO SEU DIA A DIA

RECEITAS

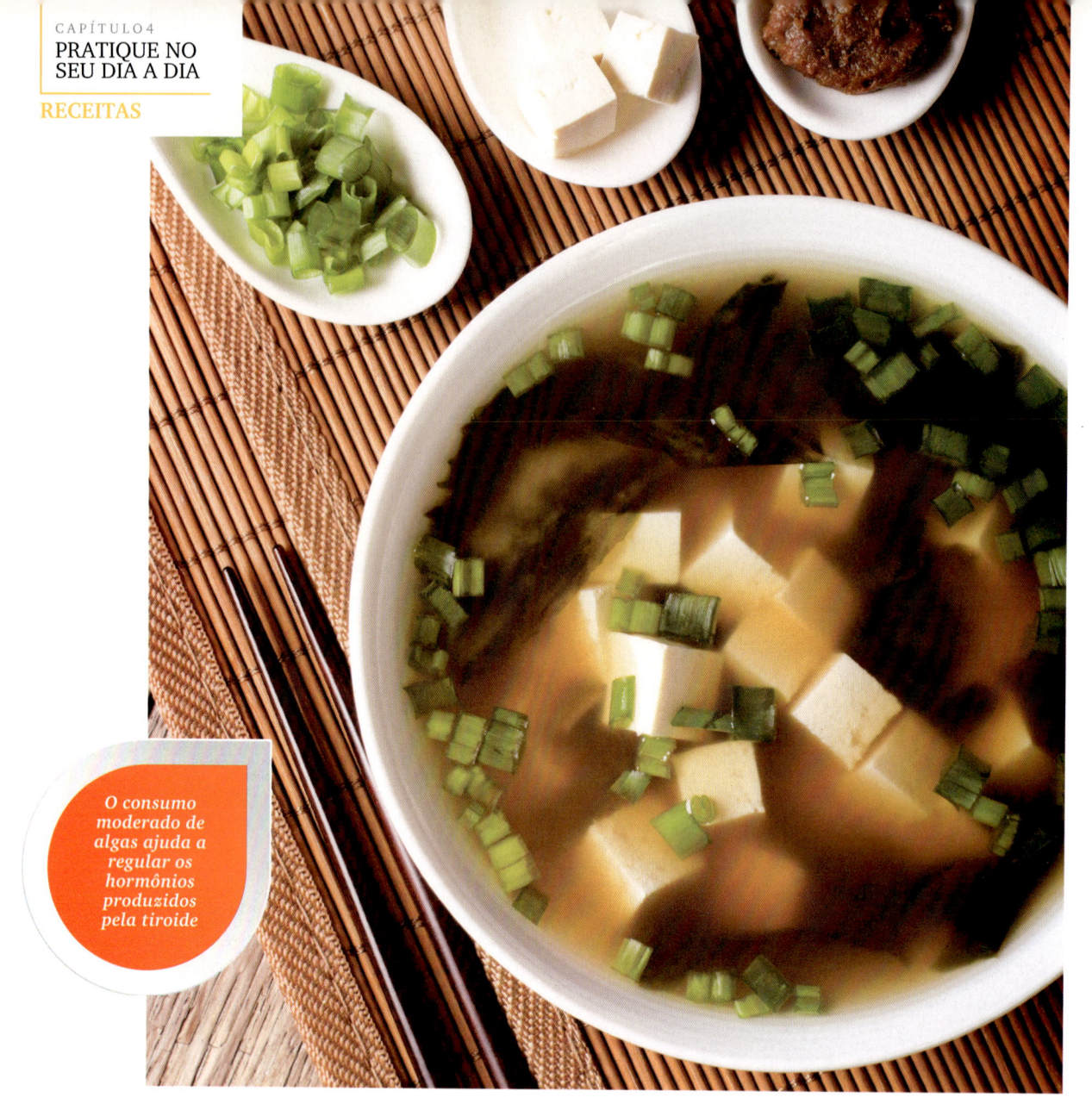

O consumo moderado de algas ajuda a regular os hormônios produzidos pela tiroide

Sopa de missô

INGREDIENTES
- 1 col. (sopa) de alga *wakame* desidratada e picada
- 1 litro de água
- 2 col. (chá) de *dashi* em pó — tempero típico da culinária japonesa feito com alga *Kombu* e o *Katsuobushi* (conserva de peixe seco).
- 3 col. (sopa) de pasta de missô
- 100 g de tofu cortado em cubinhos
- 2 ramos de cebolinha picados

MODO DE PREPARO
1) Coloque a alga em um coador e deixe de molho em água fria por 10 minutos.
2) Leve 1 litro de água para ferver com o *dashi* em uma panela.
3) Junte a pasta de missô, misture para dissolver bem e adicione a alga.
4) Ferva por cerca de 3 minutos.
5) Divida o tofu entre quatro pratos fundos ou cumbucas, coloque a sopa e sirva com a cebolinha picada por cima.

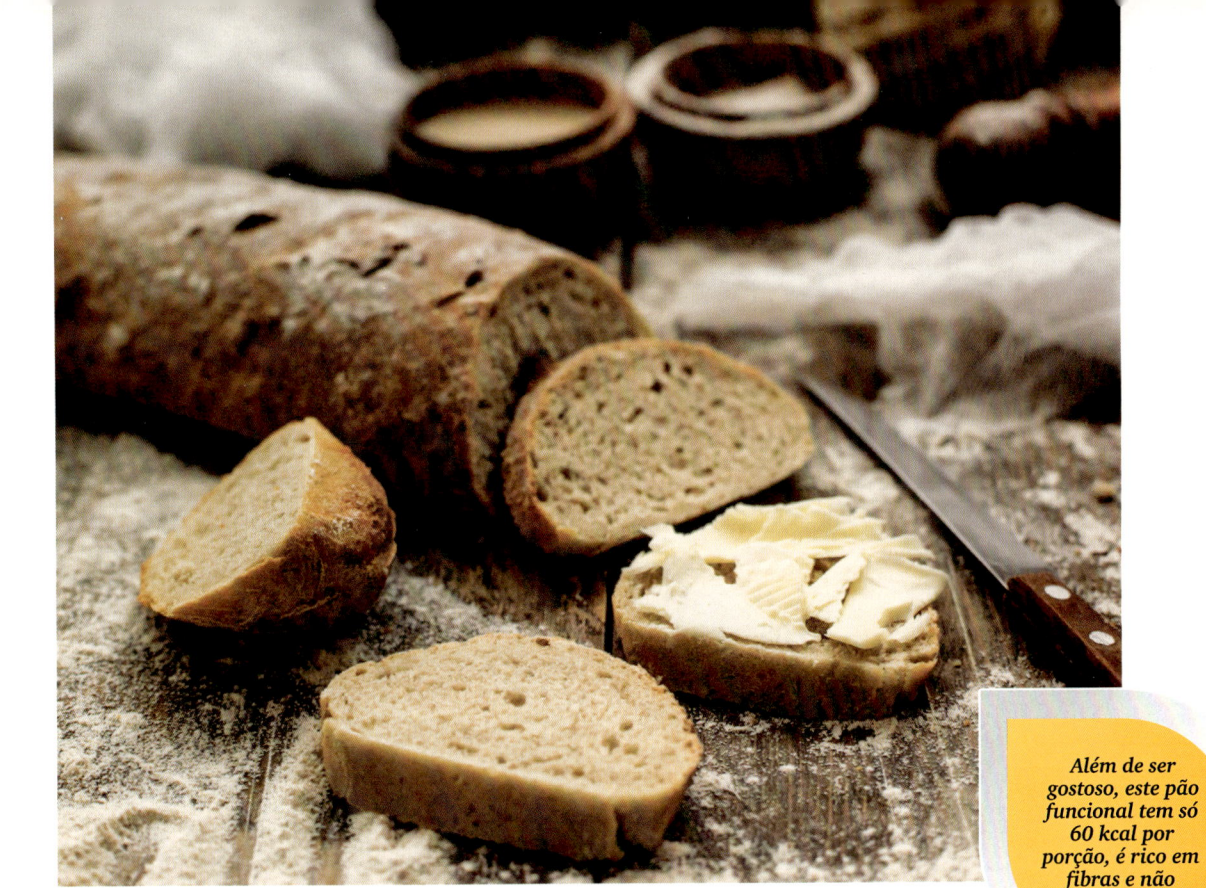

Pão de inhame

Além de ser gostoso, este pão funcional tem só 60 kcal por porção, é rico em fibras e não contém lactose

INGREDIENTES
- 5 xíc. (chá) de inhame cru
- 1 e ¾ de xíc. (chá) de água quente
- 4 col. (sopa) de sementes de chia
- 4 col. (sopa) de sementes de gergelim
- 1 col. (sopa) de açúcar mascavo
- 1 col. (sopa) cheia de fermento biológico seco
- 3 ovos
- 5 col. (sopa) de azeite de oliva
- 1 col. (chá) de sal
- 1 col. (sobremesa) de vinagre de maçã
- 1 xíc. (chá) de farinha de arroz
- 1 xíc. (chá) de polvilho doce
- 1 xíc. (chá) de fécula de batata

MODO DE PREPARO
1) Misture a farinha de arroz, o polvilho doce e a fécula de batata para formar uma "farinha sem glúten" e reserve.
2) Descasque e corte o inhame em cubos. Leve-o ao liquidificador junto com as sementes para bater com a água quente (mas não é fervendo).
3) Despeje a mistura em uma tigela, acrescente o açúcar e verifique se a massa está apenas morna — nesta fase, a água não pode estar quente demais porque senão a massa não cresce.
4) Adicione o fermento biológico seco, mexa bem e deixe descansar por 10 minutos.
5) Após esse tempo de descanso, mexa bem e acrescente os ovos, o sal, o vinagre e o azeite.
6) Misture tudo muito bem e, aos poucos, adicione a "farinha sem glúten". Bata utilizando uma colher grande até formar uma espécie de massa de bolo.
7) Despeje em uma forma para pão, untada e enfarinhada, e deixe descansar por 1 hora ou até dobrar de volume.
8) Em seguida, leve o pão ao forno quente (cerca de 200ºC). Asse por 30 a 40 minutos ou até dourar.
9) Sirva quentinho com manteiga *ghee*.

CAPÍTULO 4
PRATIQUE NO SEU DIA A DIA
RECEITAS

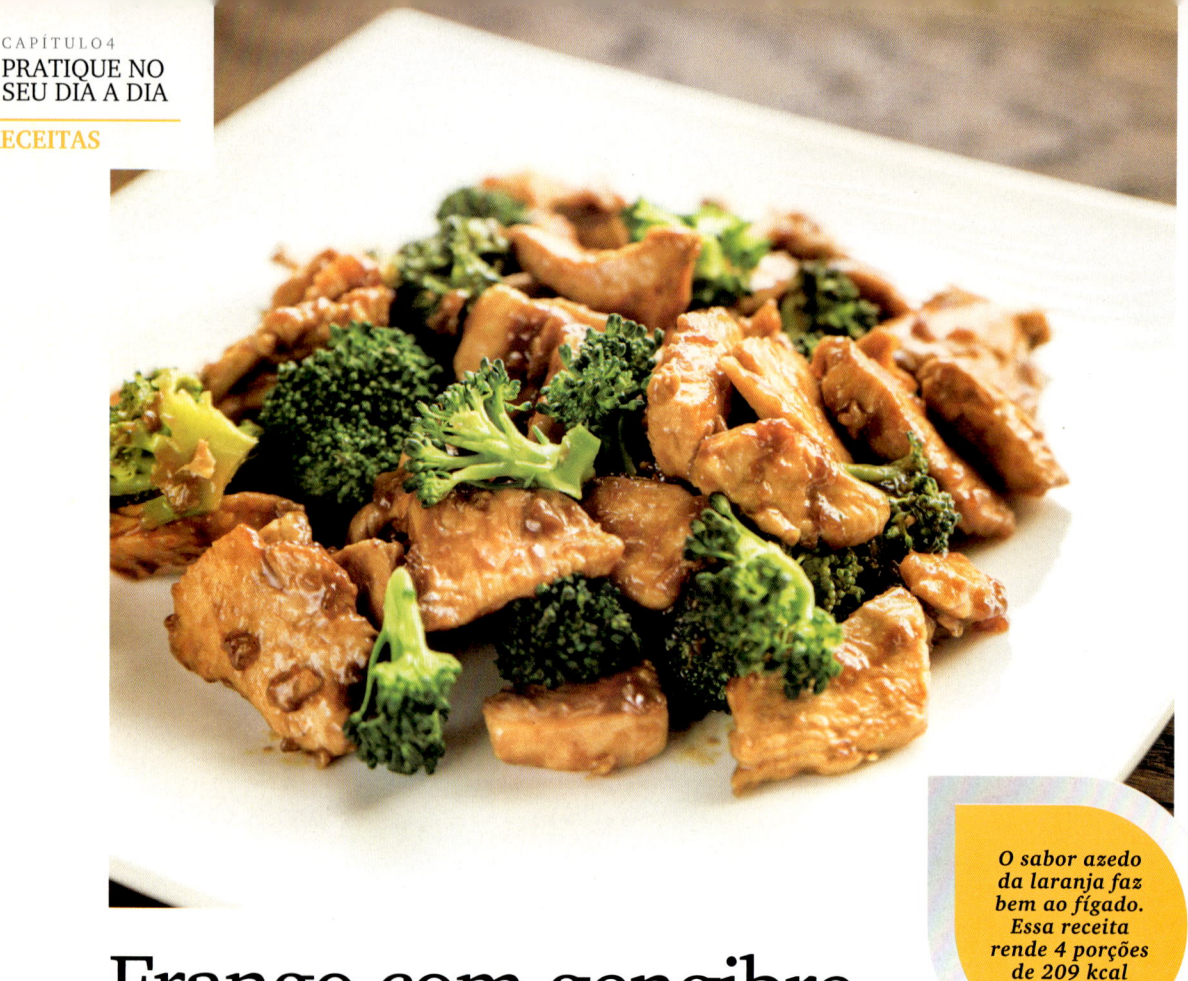

Frango com gengibre ao molho de laranja

O sabor azedo da laranja faz bem ao fígado. Essa receita rende 4 porções de 209 kcal cada

INGREDIENTES
- 4 filés médios de peito de frango
- 8 ramos de brócolis crus
- 1 pedaço pequeno de gengibre fresco
- ¼ de copo (200 ml) de suco de laranja sem açúcar
- ¼ de colher (sopa) de amido de milho
- 1 col. (sopa) de óleo de canola
- 250 ml de água
- 1 col. (chá) de sal refinado

MODO DE PREPARO

1) Em uma panela antiaderente, coloque o óleo e aqueça por 30 segundos. Refogue o gengibre ralado, mexendo sempre, até ficar dourado.
2) Com uma escumadeira, retire o gengibre e coloque em um prato. Reserve.
3) Aumente o fogo para médio ou alto. Acrescente os filés de frango cortados em tiras, mexendo constantemente, até ficarem totalmente cozidos. Remova o frango para o prato e reserve.
4) Junte os brócolis e ¼ de copo de água na frigideira. Mexa o fundo para aproveitar alguma crosta do frango. Tampe a panela e cozinhe até os brócolis ficarem *al dente*.
5) Retorne o frango à frigideira, junte o restante da água, o suco de laranja e o sal.
6) Em uma xícara, dissolva o amido de milho em 1 colher (sopa) de água fria e o adicione à mistura na frigideira.
7) Aumente o fogo para alto e cozinhe, mexendo delicadamente até que o molho engrosse.
8) Com uma colher de servir, retire o frango e os brócolis. Coloque-os em um prato, regue com o molho e salpique o gengibre reservado.

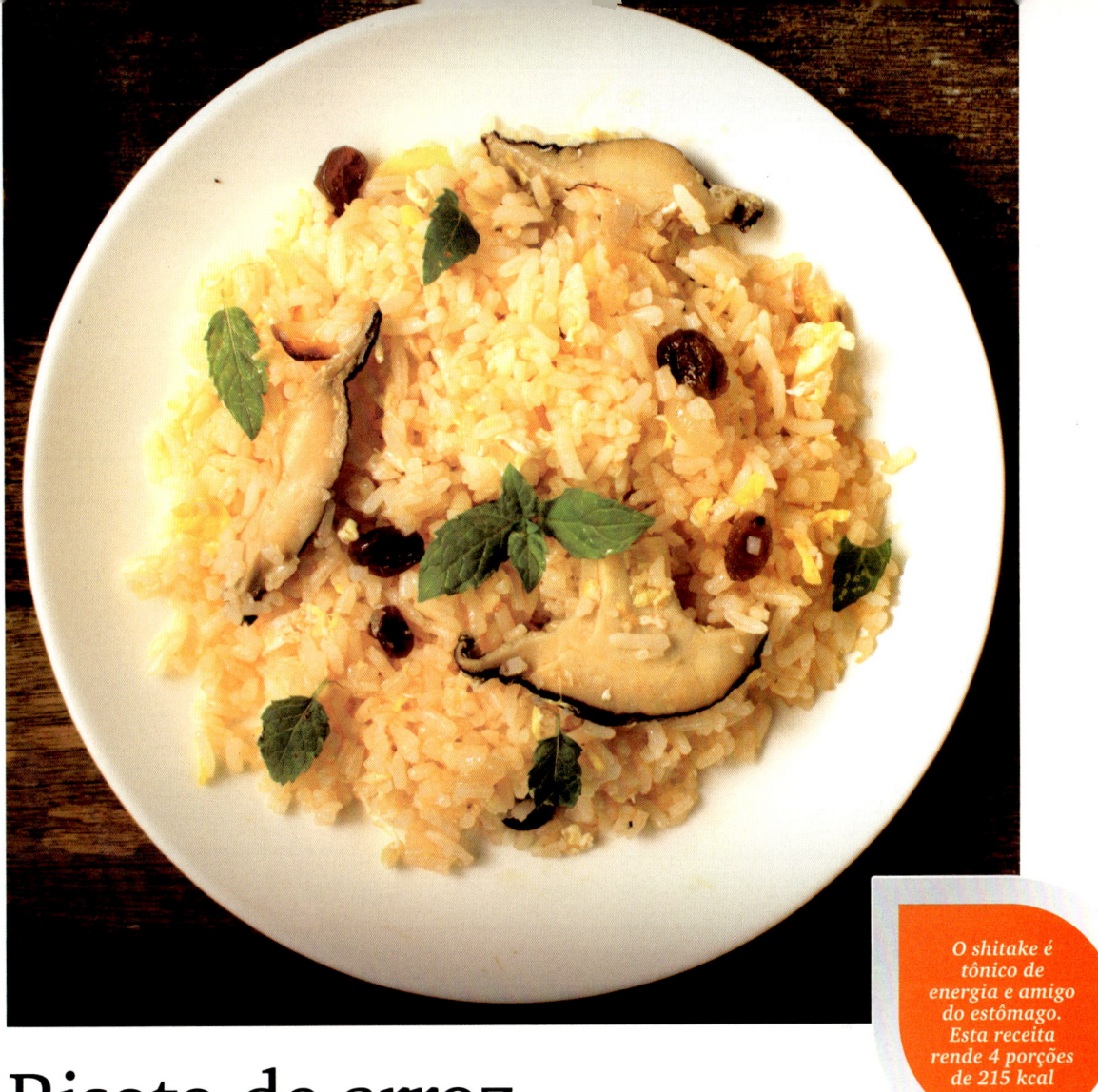

Risoto de arroz integral com *shitake*

O shitake é tônico de energia e amigo do estômago. Esta receita rende 4 porções de 215 kcal

INGREDIENTES
- 2 xíc. (chá) de arroz integral
- 50 g de *shitake* desidratado
- 1 cebola picada
- 2 dentes de alho amassados
- Salsinha e cebolinha a gosto
- Sal marinho a gosto
- 1 col. (sopa) de óleo de abacate

MODO DE PREPARO
1) Hidrate os *shitakes* em 1 litro de água, durante 20 minutos, em fogo brando.
2) Desligue o fogo e deixe-os na água por mais 10 minutos.
3) Corte os cogumelos em fatias longitudinais e reserve.
4) Em uma panela, aqueça o óleo de abacate, doure o alho e a cebola em fogo baixo, adicione o sal e acrescente o arroz integral.
5) Refogue, acrescente aproximadamente 350 ml de água e deixe cozinhar.
6) Quando secar a água, adicione mais 200 ml de água e o *shitake*.
7) Mexa até que a água seque novamente.
8) Finalize adicionando salsinha e cebolinha a gosto.

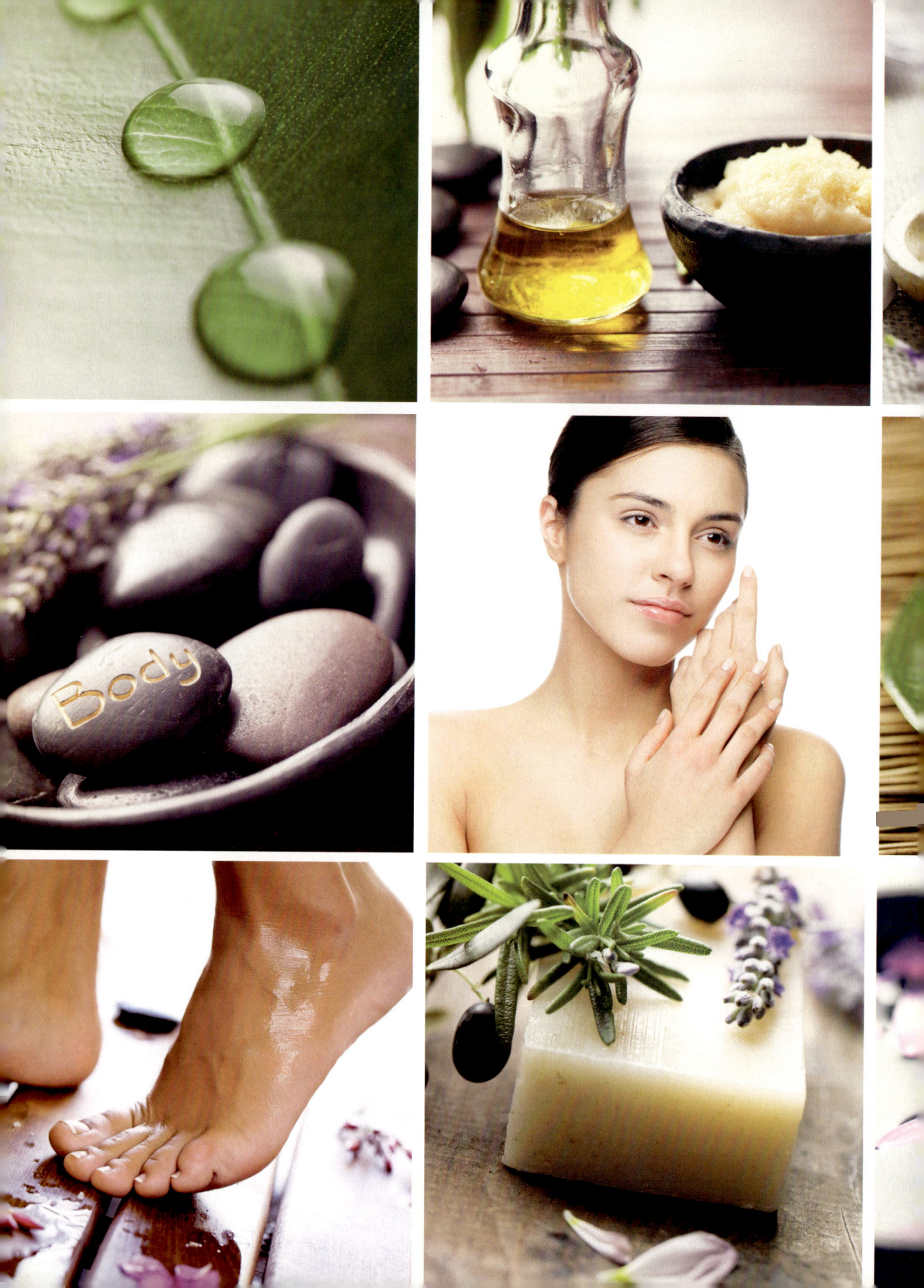

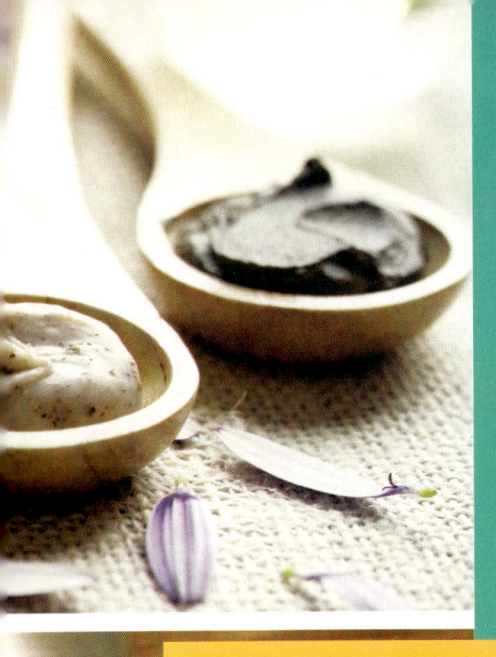

CAPÍTULO 5

CONHEÇA OUTRAS *terapias*

Práticas Integrativas e Complementares têm crescido no Brasil, e várias delas já estão disponíveis pelo Sistema Único de Saúde. Saiba quais são os benefícios e fundamentos de algumas especialidades

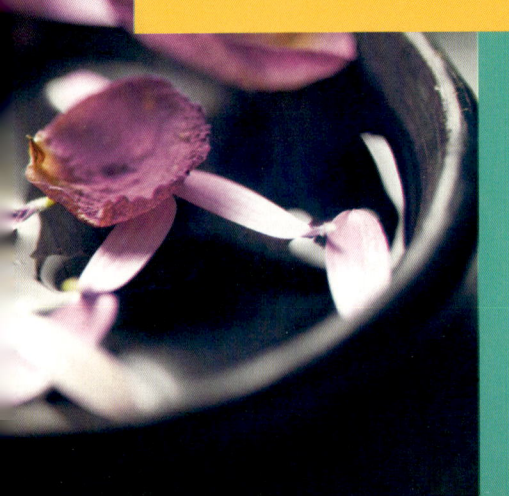

CAPÍTULO 5
OUTRAS TERAPIAS

A crescente demanda de pacientes à procura de métodos de cura não convencionais e as recentes descobertas da ciência comprovando os benefícios que a maioria desses tratamentos pode trazer ao organismo levaram o Sistema Único de Saúde (SUS) a inserir diversos recursos terapêuticos em sua lista de serviços. A maioria foi incluída em 2017 à Política Nacional de Práticas Integrativas e Complementares (PNPIC), que reúne terapias voltadas à cura e prevenção de transtornos como depressão, ansiedade e pressão alta.

Esses procedimentos já eram oferecidos por vários municípios brasileiros, de acordo com dados do programa de Melhoria do acesso e da Qualidade na atenção Básica (PMAQ-AB), mas, com as inclusões, o Ministério da Saúde passou a ter informações qualificadas dessas práticas. Desde a implantação das primeiras especialidades, em 2006, a procura e o acesso de usuários do SUS a tratamentos como homeopatia, fitoterapia e medicina tradicional chinesa cresceu exponencialmente. Hoje, cerca de 30% das Unidades Básicas de Saúde (UBSs) de todo o Brasil oferecem algum tipo de Prática Integrativa e Complementar (PIC). Confira a seguir os fundamentos, aplicações e benefícios das principais modalidades disponíveis em hospitais e centros de atenção da rede pública.

> **INFORME-SE**
> Para descobrir quais Práticas Integrativas e Complementares (PICs) oferecidas pelo SUS estão disponíveis na sua região, a Coordenação Geral de Gestão da Atenção Básica (CGGAB) recomenda que cada cidadão entre em contato com a Secretaria de Saúde do seu município.

Arteterapia

O método se baseia no uso de diversas formas de expressão artística com finalidades terapêuticas para a promoção de saúde e qualidade de vida. Hoje, a modalidade abrange as linguagens plástica, sonora, dramática, corporal e literária por meio de técnicas de pintura, música, modelagem, entre outras.

Além de complementar tratamentos médicos, a arteterapia tem ganhado espaço também nos âmbitos educacional e comunitário. Em João Pessoa (PB), o Centro de Práticas Integrativas e Complementares Equilíbrio do Ser usa a arte para tratar casos psiquiátricos como Síndrome do Pânico e Transtorno de Ansiedade Generalizada. Para cuidar desses e de outros pacientes com transtornos mentais, os profissionais lançam mão de colagens, desenhos com lápis de cera, pinturas a guache, expressão corporal e construção de mandalas.

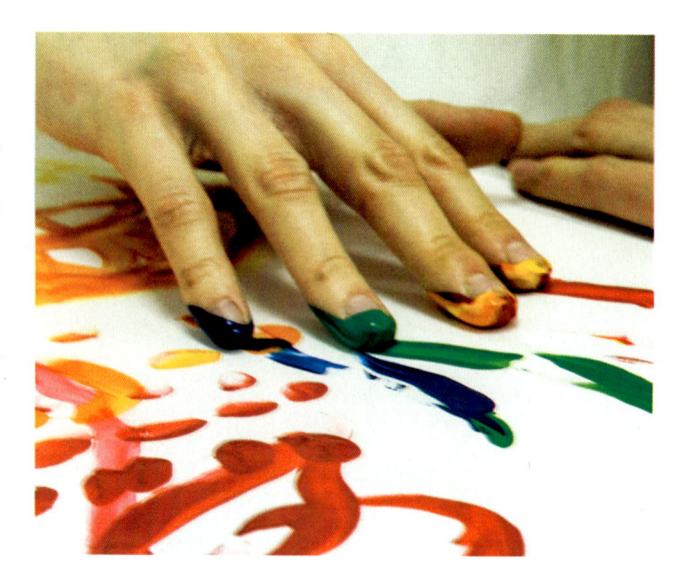

Ayurveda

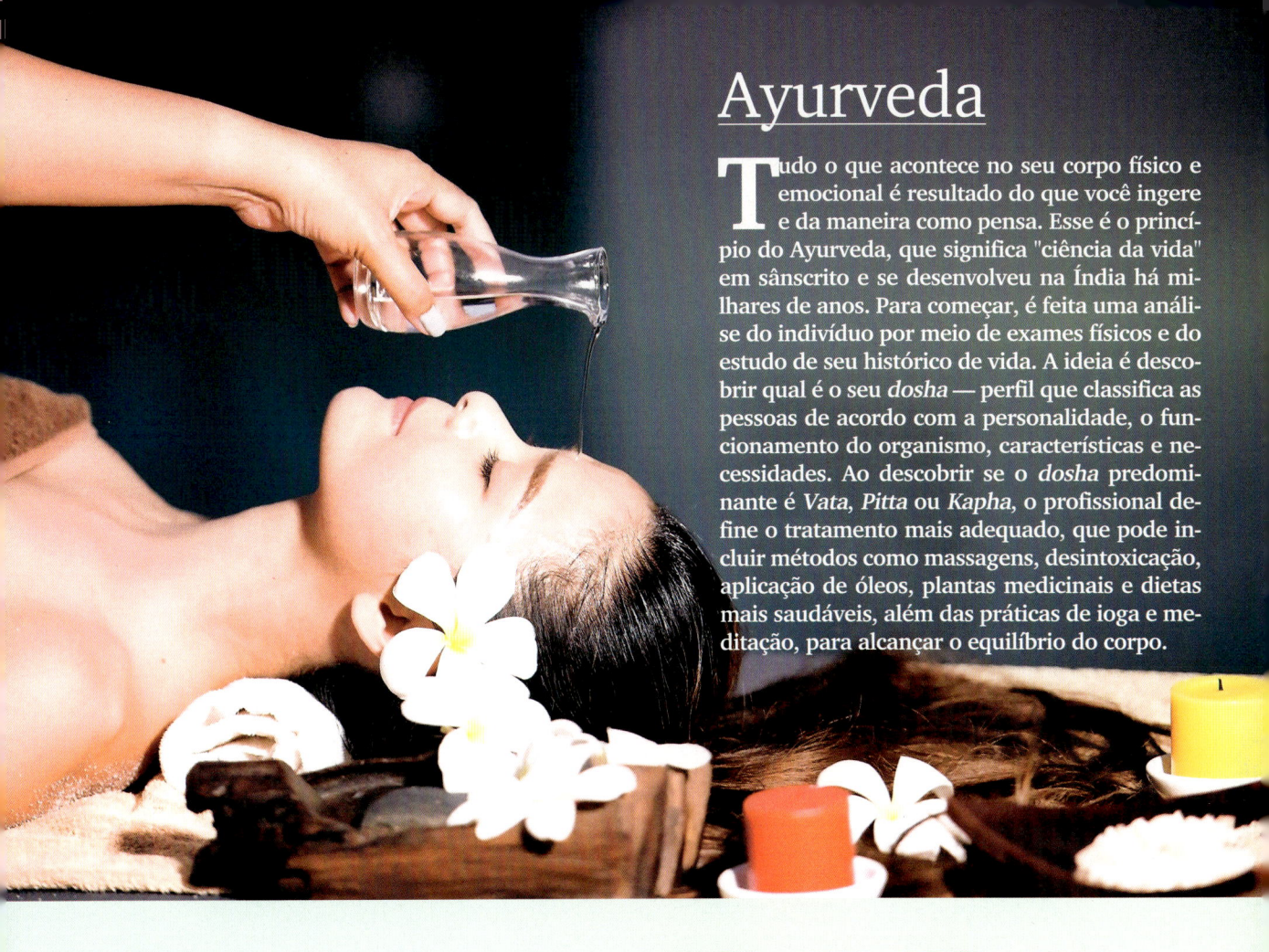

Tudo o que acontece no seu corpo físico e emocional é resultado do que você ingere e da maneira como pensa. Esse é o princípio do Ayurveda, que significa "ciência da vida" em sânscrito e se desenvolveu na Índia há milhares de anos. Para começar, é feita uma análise do indivíduo por meio de exames físicos e do estudo de seu histórico de vida. A ideia é descobrir qual é o seu *dosha* — perfil que classifica as pessoas de acordo com a personalidade, o funcionamento do organismo, características e necessidades. Ao descobrir se o *dosha* predominante é *Vata*, *Pitta* ou *Kapha*, o profissional define o tratamento mais adequado, que pode incluir métodos como massagens, desintoxicação, aplicação de óleos, plantas medicinais e dietas mais saudáveis, além das práticas de ioga e meditação, para alcançar o equilíbrio do corpo.

Plantas medicinais e fitoterapia

O uso de plantas para prevenir e tratar doenças tem origem na Grécia e é a forma mais antiga de medicina. Por meio delas, é possível tratar alergias, infecções, disfunções metabólicas, traumas diversos e muitas outras enfermidades.

Os medicamentos fitoterápicos são extratos, pomadas e cápsulas que têm como matéria-prima folhas, sementes, caules, flores ou raízes com efeitos farmacológicos. Um exemplo da aplicação de plantas medicinais na rede pública de saúde é o Projeto Fitoterapia na Sociedade Contemporânea (Profisc), que promove a criação de hortas coletivas e grupos de discussão sobre o tema para a promoção da saúde e do bem-estar da comunidade junto a algumas unidades de saúde de Joinville (SC). Os encontros são quinzenais e acontecem nos ambulatórios gerais dos bairros Fortaleza e da Velha.

Meditação

Há várias formas de meditar, mas a modalidade mais utilizada na rede pública de saúde é a da atenção plena, que ganhou espaço na medicina na década de 1970, quando o professor Jon Kabat-Zinn, da Escola Médica da Universidade de Massachusetts (EUA), testou a técnica em pacientes que sofriam de estresse e dores crônicas.

Embora tenha raízes budistas, o *mindfulness* chega à saúde com uma roupagem laica, para se tornar mais inclusivo. Recentemente, a técnica foi inserida na relação de Práticas Integrativas e Complementares do SUS por meio de um programa de extensão da Universidade Federal de São Paulo (Unifesp), conhecido como Mente Aberta. As sessões na capital paulista são realizadas no Centro Brasileiro de *Mindfulness* e Promoção da Saúde, que presta assistência a pacientes de todas as idades encaminhados por profissionais das UBSs.

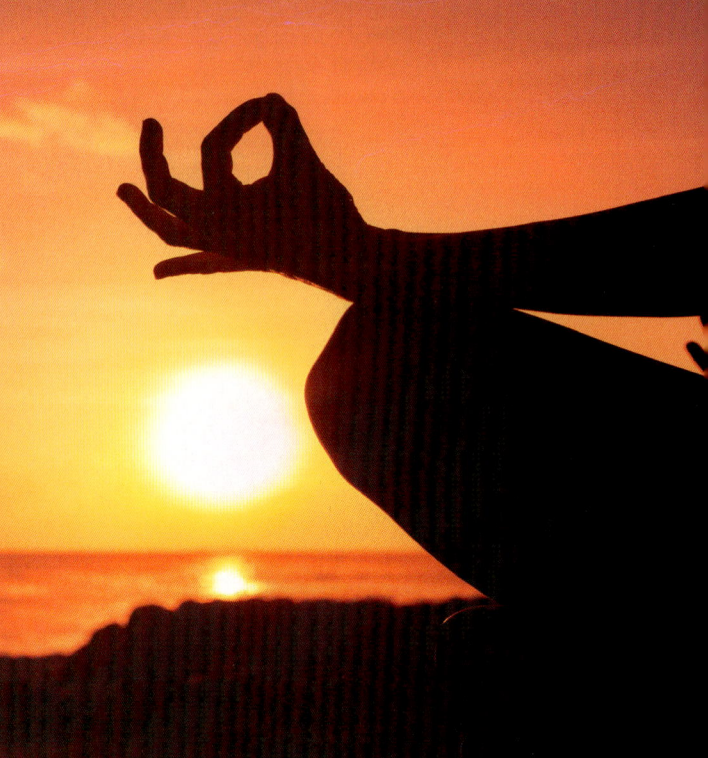

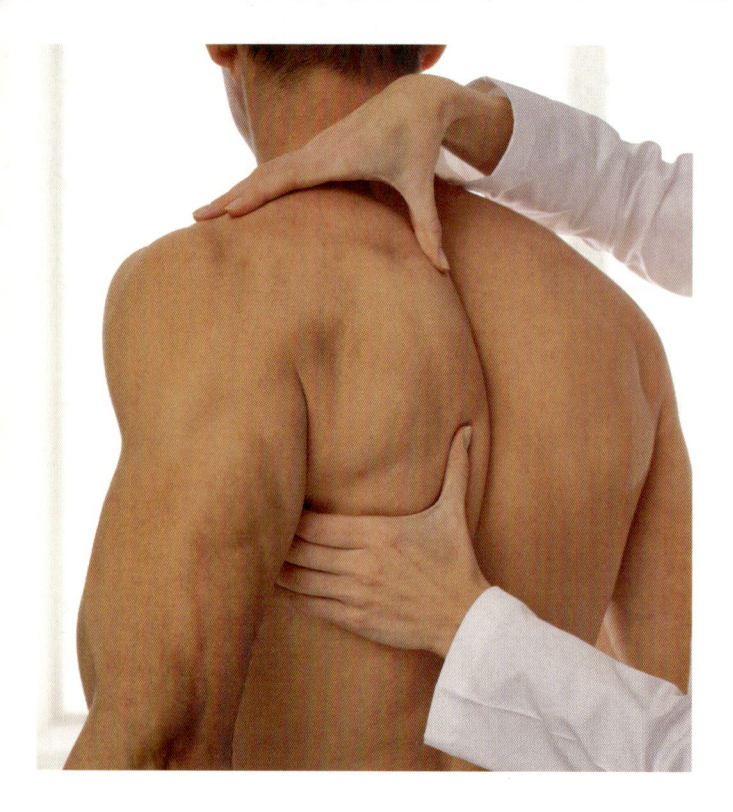

Osteopatia

Indicada a quem sofre de problemas articulares ou de tecidos, essa terapia manual baseia-se no exame clínico do paciente — por meio da anatomia, fisiologia e semiologia.

Sem o auxílio de medicamentos ou cirurgias, a técnica trabalha ossos, músculos e articulações, proporcionando alívio em sintomas de lombalgia, cervicalgia, dores de cabeça, limitações articulares e hérnia de disco. O Centro de Reabilitação em Pós-Operatório de Cirurgia Ortopédica e Saúde do Trabalhador, em Volta Redonda (RJ), foi o primeiro a oferecer o tratamento de osteopatia via SUS para melhorar a qualidade de vida de pacientes encaminhados pelas Unidades Básicas de Saúde. Batizado de Consultório da Dor, o projeto tem ajudado pessoas com diagnóstico de doenças crônicas e agudas a retomar o bem-estar.

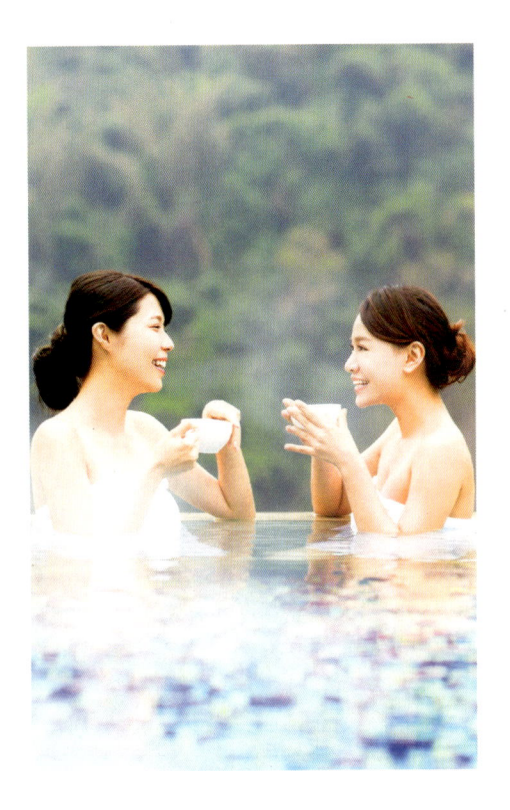

Termalismo social/crenoterapia

O termalismo é um dos procedimentos medicinais mais antigos da história. Consiste em usar a água mineral em temperaturas acima de 25ºC para manter ou restabelecer a saúde. Já a crenoterapia complementa tratamentos médicos por meio da ingestão, inalação ou imersão em águas minerais, sejam quentes ou não.

O que diferencia a água mineral da comum é a maior concentração natural de sais e outras substâncias benéficas ao organismo. As técnicas entraram na relação do Ministério da Saúde graças ao potencial brasileiro desse recurso terapêutico, que trata desde doenças reumáticas até afecções dermatológicas. Em Santo Amaro da Imperatriz (SC), o SUS oferece a terapia a pacientes com dores crônicas por meio do projeto Termalismo na Atenção Básica Catarinense. Eles são atendidos na estância de águas termais da cidade, conhecidas por seus efeitos analgésicos.

Dança circular

Primeiro, aprende-se o passo, que deve ser treinado em uma roda. Depois, passa-se a dançar a música para internalizar os movimentos e liberar a mente, o corpo e o espírito.

Essa é a proposta das Danças Circulares Sagradas, desenvolvidas pelo coreógrafo alemão Bernhard Wosien em 1976. A modalidade chegou ao Brasil na década de 1990 e se espalhou por escolas, parques, hospitais e até empresas. Um dos objetivos é instigar o sentimento de união em grupo. De mãos dadas, os indivíduos têm a oportunidade de aquietar suas emoções, aprimorando a concentração e a memória. No Recife (PE), a Unidade de Cuidados Integrais à Saúde (UCIS) Professor Guilherme Abath oferece encontros de Dança Circular Sagrada para prevenir e tratar doenças. As rodas são formadas por pessoas com ou sem encaminhamento médico, de todas as idades, gêneros e condições físicas.

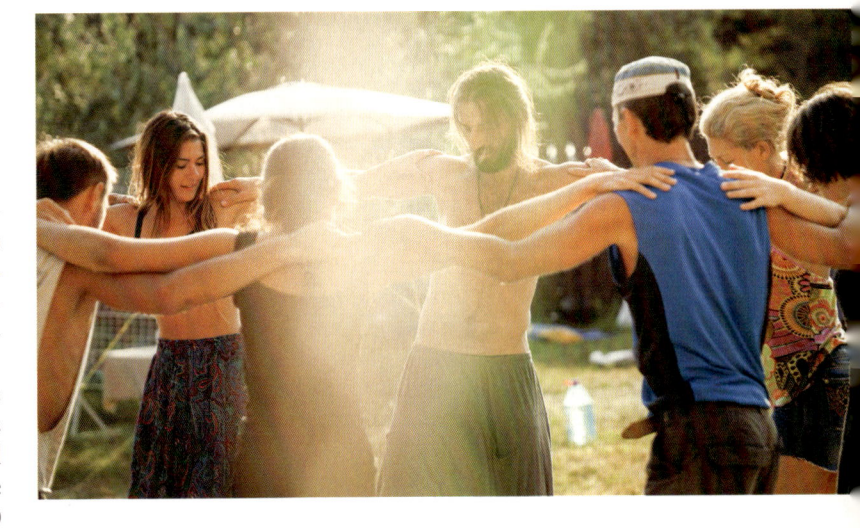

OUTRAS TERAPIAS

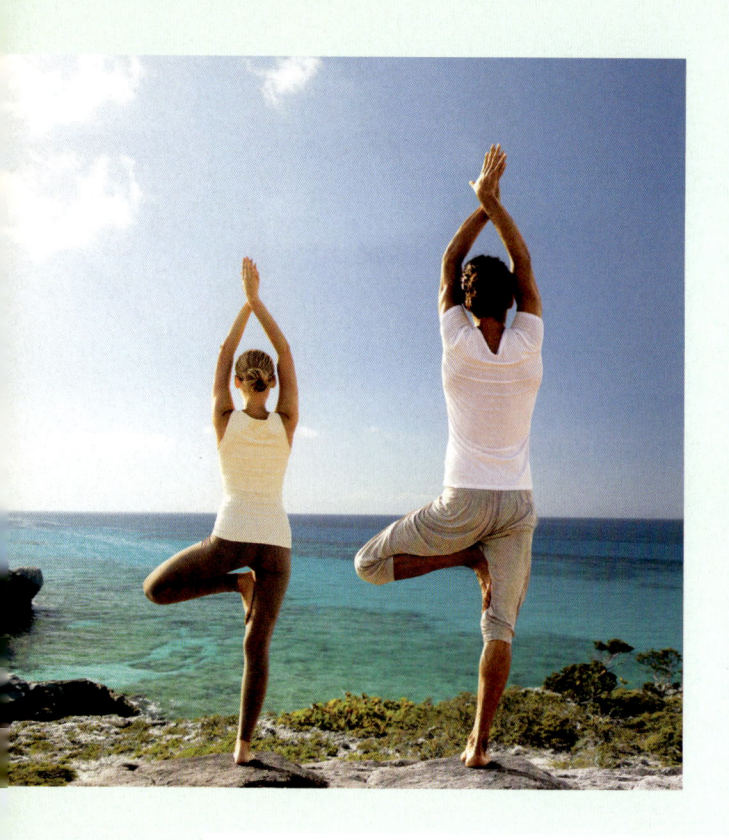

Ioga

Derivado da palavra em sânscrito *yuj*, que significa "unir ou integrar", o método é um conjunto de conhecimentos milenares que visa harmonizar corpo e mente por meio de técnicas de respiração, postura e meditação.

Durante as aulas, o ato de inspirar deve ser feito sempre pelas narinas, de maneira lenta, rítmica e controlada. Já a atenção deve concentrar-se nos movimentos, a fim de melhorar a flexibilidade e a consciência corporal do indivíduo. Em Campinas (SP), há grupos de ioga que se reúnem semanalmente. Os encontros ocorrem em locais comunitários dentro dos territórios de cobertura de cada Centro de Saúde, para que sejam mais acessíveis à população. As aulas — abertas ao público — ajudam a manter a saúde e servem como complemento ao tratamento clínico de diversas doenças.

Reiki

Baseada no conceito de que uma energia invisível flui dentro de todo ser vivo, a filosofia do reiki considera que, se essa força estiver sempre em alta, a pessoa será mais capaz de se manter saudável e feliz.

Dentro desse contexto, desenvolveu-se um sistema natural de harmonização e reposição energética que visa manter a saúde e promover a cura. Para tanto, a técnica usa a imposição das mãos por meio de toque ou aproximação, na qual o terapeuta passa a energia vital do universo para o paciente através dos seus chacras, proporcionando sensações de paz, segurança e bem-estar. No Rio de Janeiro, uma parceria da CAP 3.2 com o Hospital Maternidade Carmela Dutra já beneficiou centenas de funcionários de ambas as entidades com atendimentos de reiki. Feito por voluntários, o projeto tem como objetivo diminuir a carga de estresse e ansiedade dos profissionais da saúde.

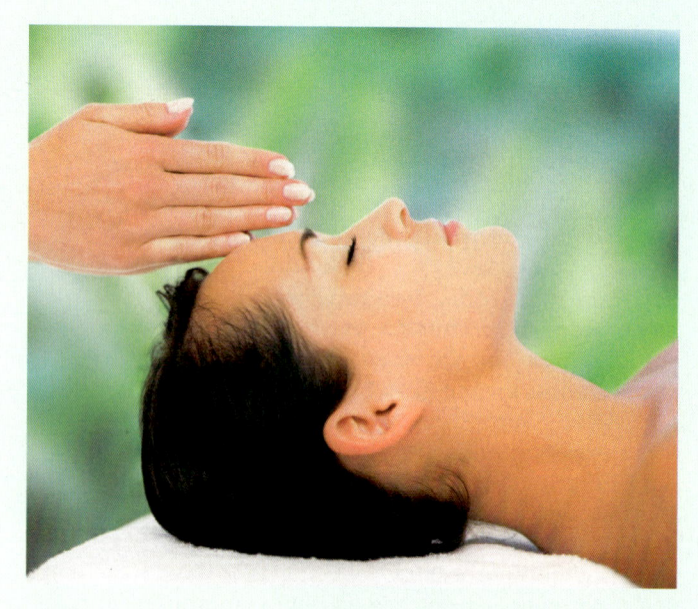

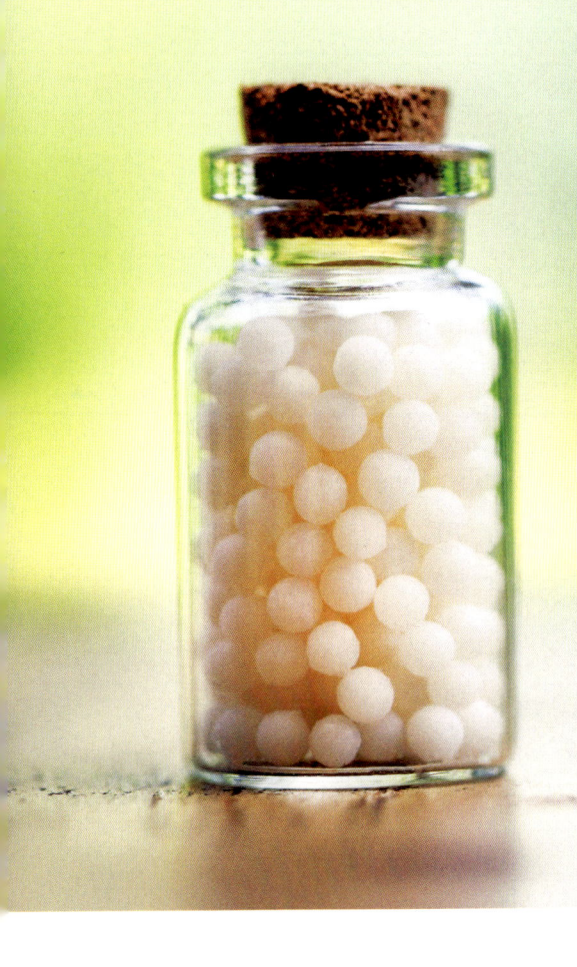

Homeopatia

Criada no fim do século 18 pelo alemão Samuel Hahnemann, a homeopatia baseia-se no princípio de que todas as substâncias presentes na natureza são capazes de curar os mesmos sintomas que produzem. Para tanto, são administradas doses altamente diluídas, geralmente na forma de comprimido, com o objetivo de estimular o sistema de cura natural do organismo.

Essa terapia tem efeitos positivos em casos de doenças crônicas não transmissíveis, problemas respiratórios, alergias e transtornos psicossomáticos. No entanto, o assunto não é bem compreendido pela população. Por isso, o Centro de Práticas Integrativas e Complementares (CPIC) criou o chamado Acolhimento: reuniões feitas antes do início do tratamento homeopático — indicado por um médico conveniado ao SUS — para esclarecer dúvidas relacionadas à prática.

Shantala

De origem indiana, a *shantala* consiste no contato físico e harmônico entre mãe e bebê por meio de uma técnica de massagem milenar feita com óleo. Além de reforçar o vínculo familiar, a prática traz uma série de benefícios à criança, como o controle das cólicas típicas da idade e uma significativa melhora da insônia, digestão, circulação, tonicidade muscular e do sistema imunológico. A técnica foi difundida no Ocidente pelo obstetra francês Frederick Leboyer, durante a década de 1970.

Devido ao grande número de nascimentos na região, a equipe de Saúde da Criança do Centro de Saúde Campo Belo (SP) passou a promover encontros de mães e bebês com profissionais especializados em sessões de *shantala*. Logo nas primeiras massagens foi possível perceber mudanças no comportamento dos pequenos, como melhor aceitação ao toque e profundo relaxamento.

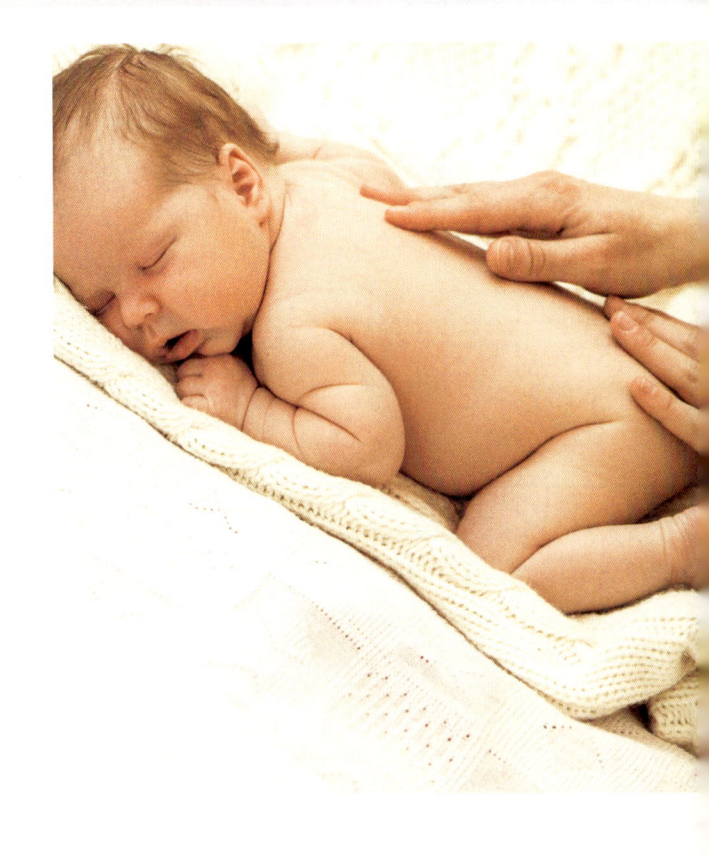

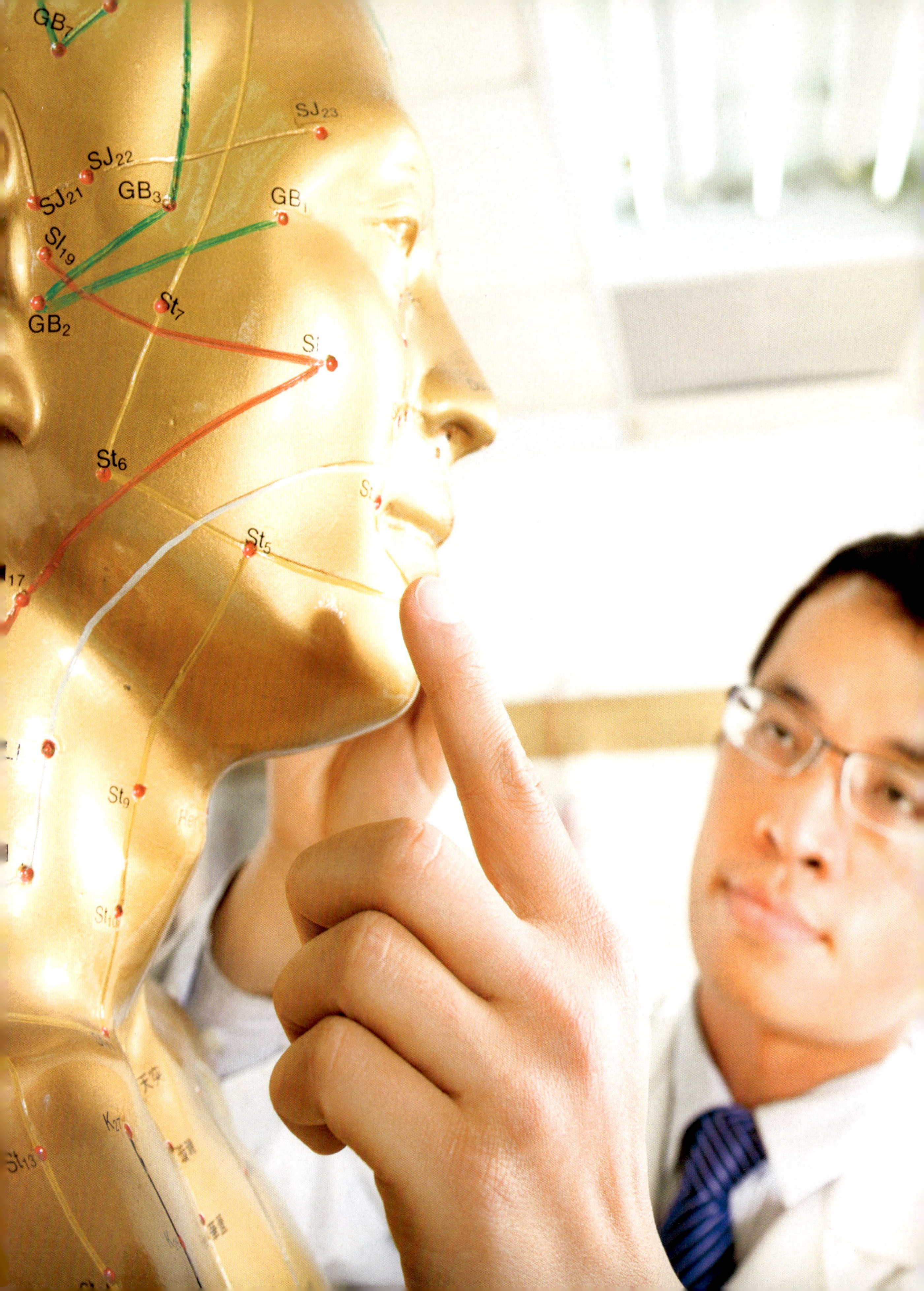

GB7
SJ23
SJ22
SJ21
GB3
GB1
SI19
GB2
St7
St6
St5
St9
St13

CAPÍTULO 6

EM CASO DE DÚVIDAS, *consulte aqui*

Especialistas em Medicina Tradicional Chinesa respondem às perguntas mais frequentes sobre os princípios, aplicações e benefícios da acupuntura

CAPÍTULO 6
EM CASO DE DÚVIDAS, CONSULTE AQUI

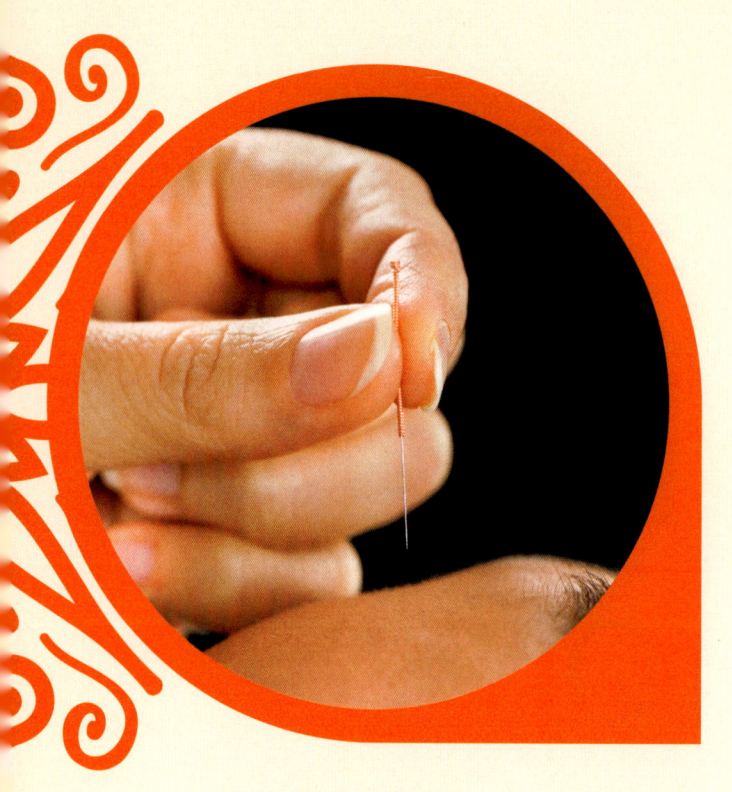

Acupuntura dói?
Os meridianos são ricos em terminações nervosas, que tornam essas regiões as mais sensíveis do corpo. Além disso, quando estamos com algum desequilíbrio energético, que causa os problemas de saúde, os pontos podem ficar mais dolorosos. Mesmo assim, a dor é imperceptível ou, no máximo, suportável. Eventualmente, o acupunturista pode acertar um nervo superficial ou um ponto mais sensível da pele, causando dor. Neste caso, deve-se informar ao profissional, que corrigirá a inserção da agulha. Mas, em geral, o paciente relaxa e nem percebe que está com agulhas. Tratamento doloroso é quase sempre relacionado a um procedimento mal conduzido.

Tem contraindicação?
A acupuntura é efetiva e cientificamente comprovada, constituindo-se como um método terapêutico. De acordo com a Associação Médica Brasileira de Acupuntura (AMBA), nas mãos de pessoas inabilitadas, incapazes de um diagnóstico preciso e de uma indicação adequada para o tratamento, porém, a aplicação das agulhas pode agravar doenças pré-existentes ou desencadear o aparecimento de outras. Contudo, quando a prática é realizada por médicos especialistas, não ocorrem quaisquer efeitos colaterais, a exemplo dos encontrados em medicamentos de um modo geral. As únicas contraindicações são para hemofílicos e portadores de HIV caso estejam com a imunidade muito baixa.

Quem se beneficia deste tipo de tratamento?
De acordo com a Associação Médica Brasileira de Acupuntura (AMBA), essa prática milenar chinesa é benéfica a todas as pessoas que sofrem de estresse, ansiedade, depressão, insônia, enxaqueca, impotência, alterações menstruais ou hormonais, dores crônicas ou agudas, asma, sinusite, paralisia facial, incontinência urinária, gastrite, problemas imunológicos, traumas em geral, reumatismo ou àqueles que sofrem de sintomas vagos e não conseguem um alívio com tratamentos convencionais.

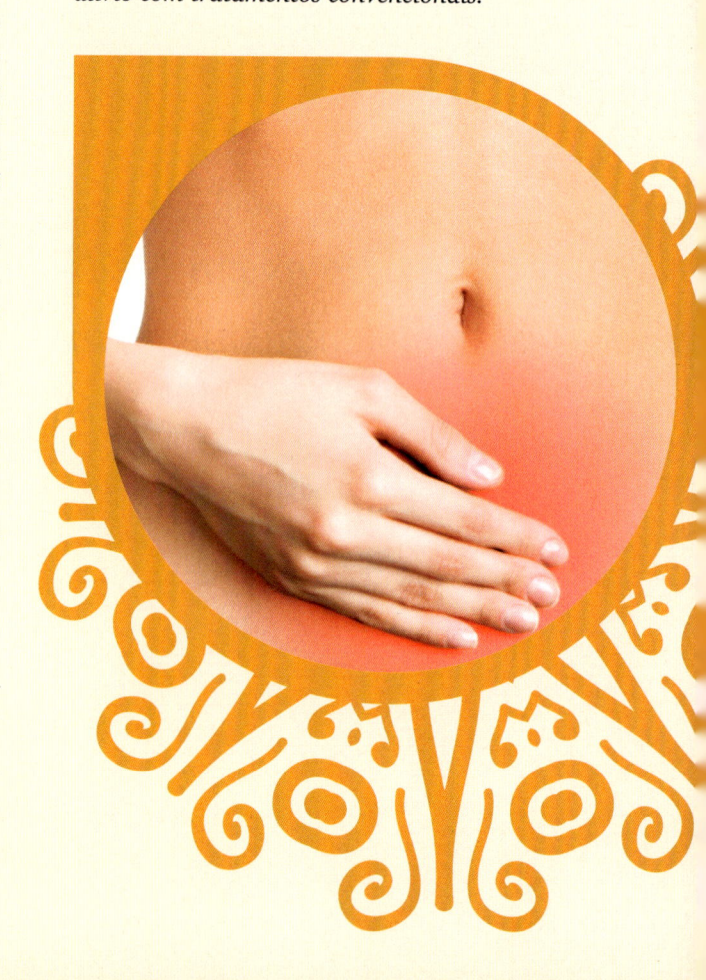

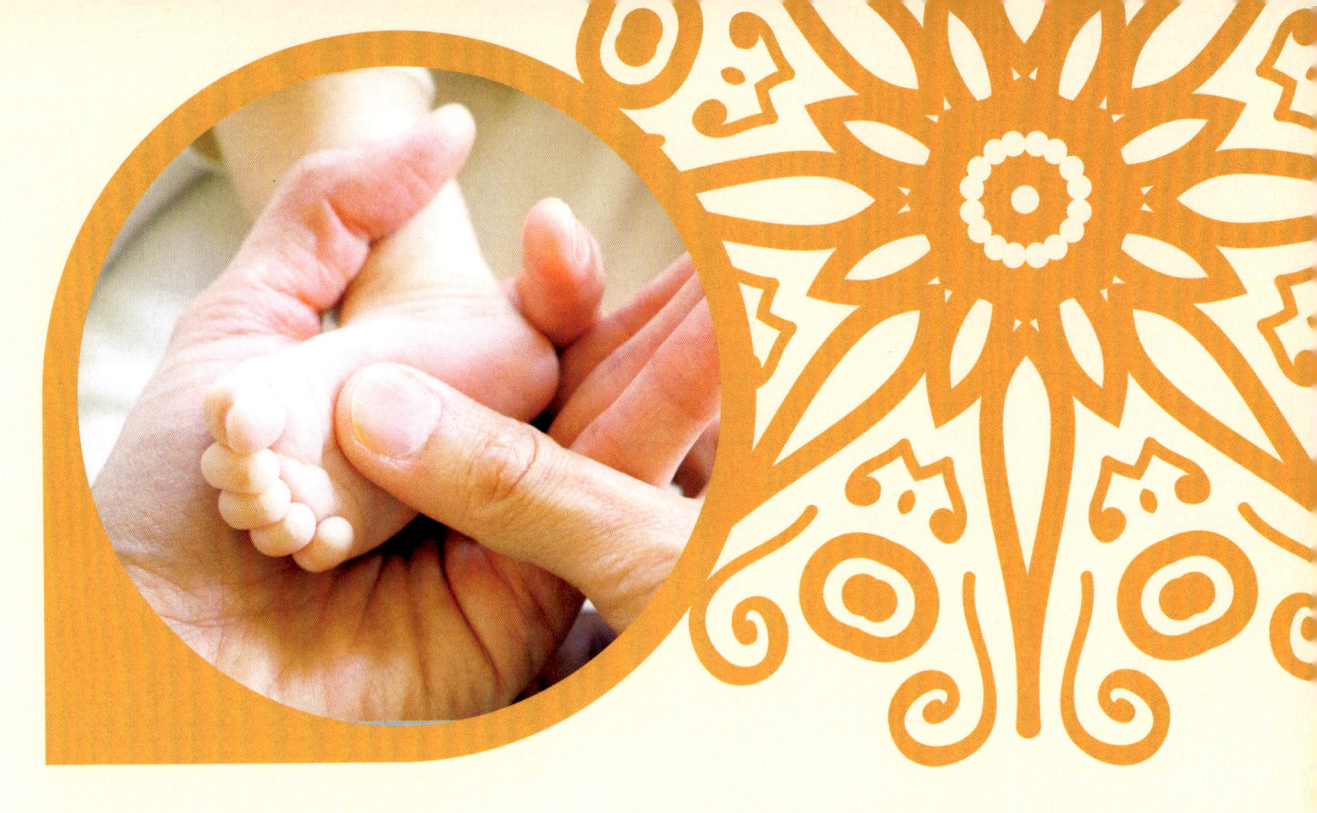

Qualquer pessoa pode se tratar com acupuntura?
Sim, mas é importante que o profissional seja criterioso ao aplicar agulhas em crianças na primeira infância, gestantes, idosos ou em pacientes altamente debilitados. O tratamento só deve ser evitado por pessoas que apresentem alterações na coagulação sanguínea, como hemofílicos, e portadores de HIV com imunidade baixa. Nesses casos, as agulhas podem ser substituídas por métodos chineses como o *do-in*, o *shiatsu*, o *moxabustão* ou a colocação de sementes nos pontos de acupuntura. "Doenças crônicas em fase avançada também devem ser avaliadas com cuidado no aspecto risco/benefício", informa a médica Gislaine Abe.

Como funciona a anestesia por meio das agulhas?
O médico anestesista e acupunturista Celso Fernandes Battello explica em um de seus livros que, na anestesia por acupuntura, a agulha é enfiada até atingir o tecido muscular, sendo a aplicação quase indolor. Então, o terapeuta começa a girá-la. "Temos vários receptores nervosos diferentes na pele, cada um para uma sensação (frio, calor, tato, pressão e dor). Os pontos de acupuntura são aqueles onde há nervos que transmitem sinais de dor. O impulso levado pelo nervo faz com que o infoneurônio (uma célula que conecta um neurônio ao outro) produza uma substância que tem efeito analgésico semelhante ao do ópio", diz o especialista.

Os instrumentos podem transmitir doenças?
Como todo método invasivo, a acupuntura pode transmitir doenças caso o terapeuta não siga as regras básicas de esterilização. Hoje em dia, no entanto, a maioria dos profissionais lança mão de agulhas descartáveis, o que torna o tratamento ainda mais prático e seguro.

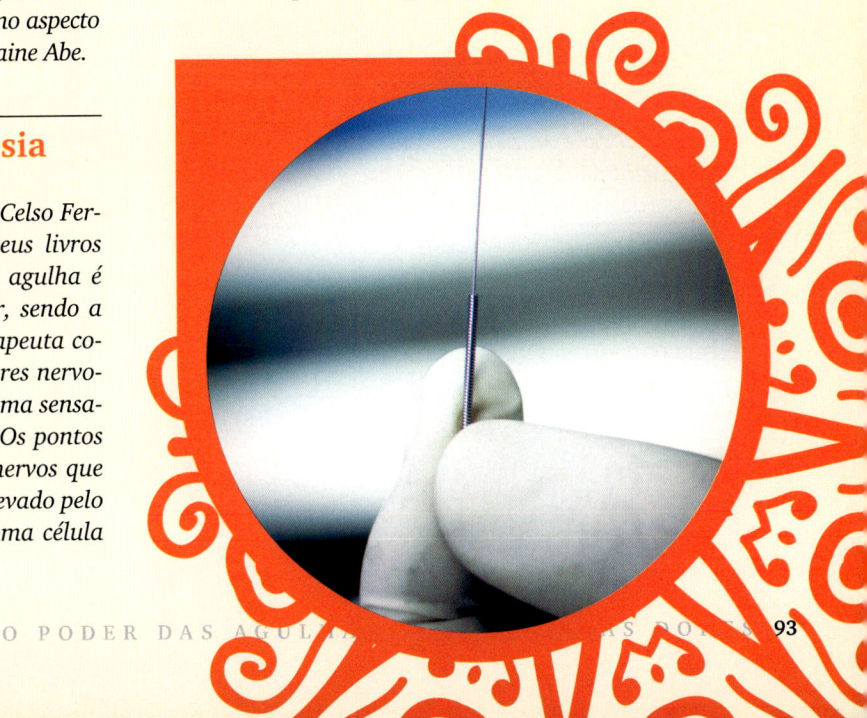

CAPÍTULO 6
EM CASO DE DÚVIDAS, CONSULTE AQUI

Quais os efeitos colaterais?

De acordo com a Associação Brasileira de Acupuntura (ABA), alguns pacientes podem se sentir sonolentos e relaxados após a sessão. Em certos casos, também pode ocorrer uma piora momentânea dos sintomas, que geralmente é seguida por uma melhoria da condição do paciente. Pontos muito sensíveis tornam-se dolorosos se manipulados em excesso, porém a dor resultante tende a melhorar com o passar do tempo. Se a aplicação for feita por um profissional mal qualificado, todavia, podem ocorrer várias complicações, como desmaios, perfuração do pulmão, infecção auricular, meningite, encefalite, mastoidite etc.

Como é uma sessão de acupuntura?

Na primeira consulta busca-se estabelecer o diagnóstico, tanto na visão ocidental quanto na visão própria da MTC. Os pontos são selecionados de acordo com o diagnóstico. Após a limpeza da pele com álcool a 75º, as agulhas descartáveis são inseridas de forma indolor e deixadas no local, sendo retiradas depois de 15 minutos. Durante esse período, recomenda-se ao paciente não se mover. As sessões posteriores são semelhantes, segundo a Associação Brasileira de Acupuntura (ABA).

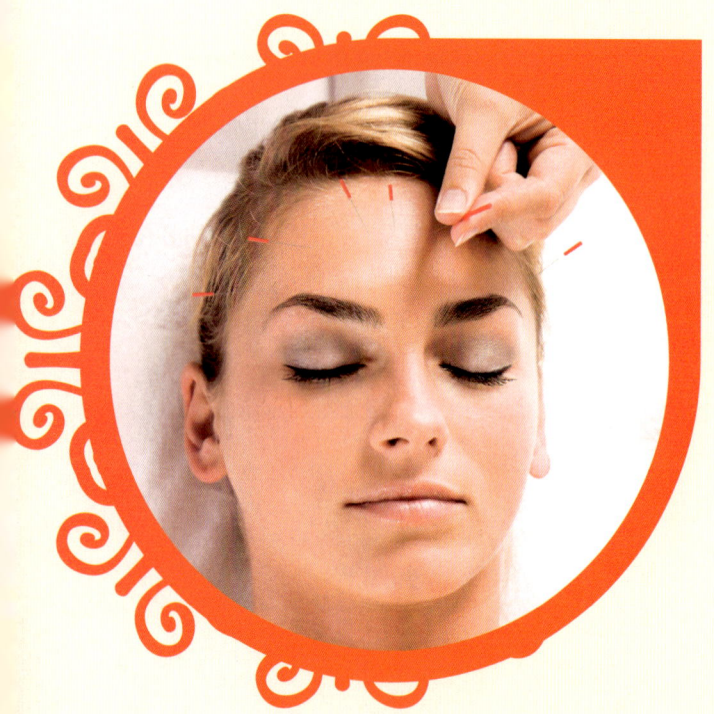

Qual a preparação necessária antes e quais os cuidados que devem ser tomados após o tratamento?

Pede-se ao paciente que não se alimente imediatamente antes da sessão, que esteja o mais relaxado possível e que não se banhe logo após a terapia.

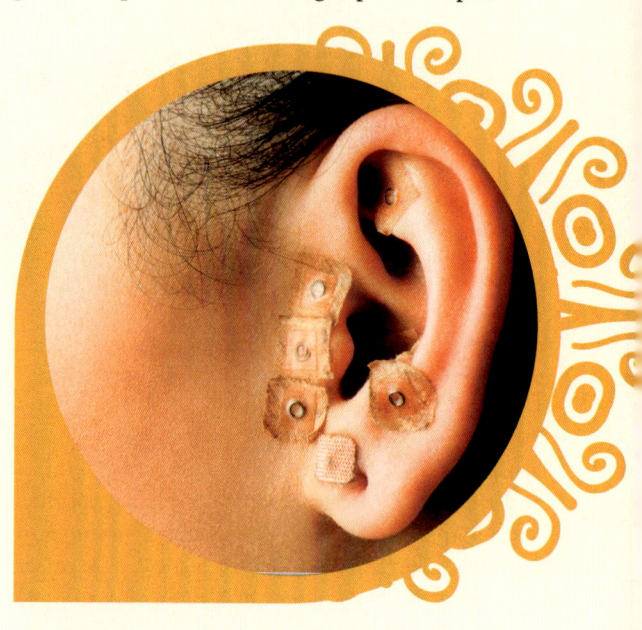

As agulhas podem permanecer na pele após a sessão?

Sim. Em alguns casos, de acordo com profissionais da ABA, deixa-se uma semente ou agulha pequena coberta com esparadrapo no período entre uma sessão e outra, para que haja estímulo do ponto durante todo este tempo. A "agulha de demora", como é chamada, pode ser molhada e deve ser retirada ao primeiro sinal de incômodo.

Qual a frequência da terapia?

Usualmente, é de uma vez por semana. Porém, em casos agudos, sessões diárias podem ser necessárias. A duração do tratamento geralmente varia conforme o tempo da doença: quanto mais recente, mais rápido o resultado. Além disso, alguns problemas de saúde respondem mais rapidamente que outros. Dores lombares de origem músculo-ligamentar com menos de seis meses de duração, por exemplo, exigem cerca de cinco sessões até o seu controle.

Quando posso interromper o tratamento?

Geralmente, a alta é dada quando os sintomas que levaram o paciente ao consultório desaparecem por completo. Segundo a Associação Brasileira de Acupuntura (ABA), a princípio não é necessário fazer sessões de manutenção, mas o paciente deve retomar o tratamento se notar que os sintomas estão reaparecendo. Neste caso, quanto mais cedo, mais rápido o resultado. Também há quem recorra à acupuntura como forma de prevenção. Nesse caso, a terapia pode ser interrompida sem qualquer inconveniente.

Furo na orelha pode anular um ponto de energia?

Sim. Os furos na orelha para a inserção de brincos ou piercings podem comprometer alguns pontos de acupuntura auricular, mas isso não significa que, se a perfuração ocorrer na região relacionada aos olhos, por exemplo, a pessoa terá problemas oculares. O que acontece é que esse órgão pode se tornar mais vulnerável em organismos sensíveis e, na hora do tratamento, esse ponto não estará disponível devido ao furo.

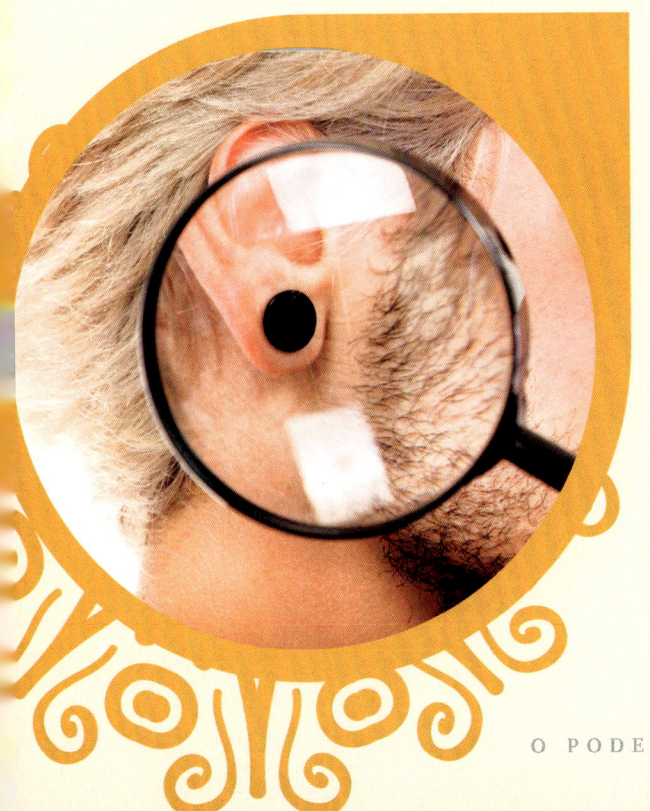

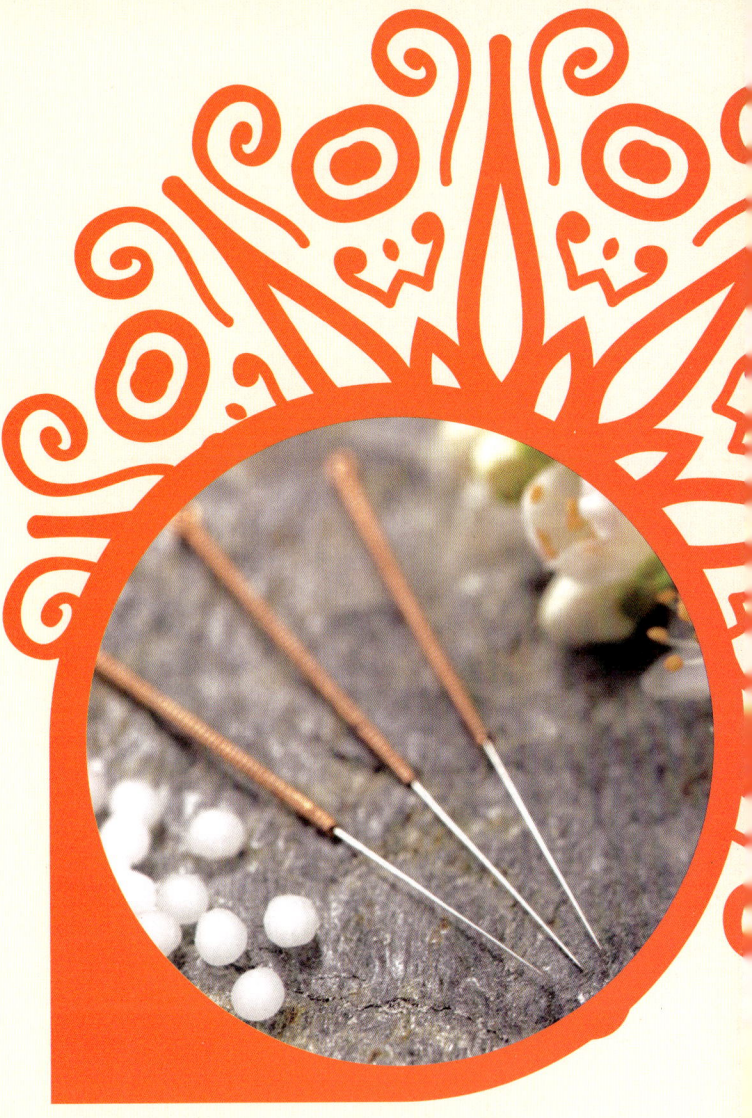

A acupuntura é somente um analgésico?

O mecanismo de ação da acupuntura ainda não foi completamente elucidado. Sabe-se que o estímulo dos pontos leva à produção de substâncias que teriam ação sobre receptores do sistema nervoso (neurotransmissores e neuromediadores), e que o resultado final seria a normalização das funções alteradas. A acupuntura teria também ação anti-inflamatória por estimular a produção de corticoides pela glândula suprarrenal. Por isso, segundo a ABA, a acupuntura é mais que um analgésico, combatendo a dor através da resolução do processo inflamatório que a causa. A entidade ressalta, inclusive, que há similaridades entre os efeitos da acupuntura e os causados pela serotonina, que é um neuromediador produzido pelo nosso cérebro.

ÍNDICE REMISSIVO

A
Acupressão 47, 55, 62 a 67
Acupuntura 12 a 67, 70, 92 a 95
Acupuntura a laser 24, 25, 58
Aids 25
Alcaçuz 67, 75
Alcoolismo 24
Alergias 41, 59, 66, 67, 74, 75, 85, 89
Alimentação 11, 13, 68 a 81
Alzheimer 50
Animais 28
Angina 36
Ansiedade 23, 24, 40, 42, 47, 50, 51, 55, 56, 58, 59, 84, 88
Apneia 36
Arteterapia 84
Artrite/artrose 22, 43, 58, 59, 66, 75
Atividade física 10, 13, 66
Auriculoterapia 56, 57, 95
Automassagem 47, 51, 55, 62 a 67
AVC 10, 22, 34, 50
Ayurveda 85
Azia 65

B
Baço 20, 21, 23, 40, 48, 52, 57, 71 a 73, 75
Bebês 41, 46, 89
Bexiga 20, 21, 48, 52, 57
Biópsia 37
Bipolaridade 50
Bronquite 25, 46, 59, 67, 75

C
Caminhada 10
Cabeça 34, 38, 48, 50, 55
Camomila 63
Câncer 22, 29, 37
Canela 64, 74
Cérebro 20, 50, 53, 56
Chás 62, 63, 65 a 67
Cigarro 40, 56
Circulação 13, 18, 24, 30, 36, 38, 47, 51, 54, 89
Colesterol 64
Congestão nasal 66
Contraindicações 25, 92, 93
Coração 13, 20, 21, 23, 29, 49, 53, 57, 72, 73, 75
Craniopuntura 50
Crenoterapia 87
Crianças 25, 41, 46, 51
Cupping 24, 25, 54

D
Dança Circular 87
Deepak Chopra 13
Depressão 10, 22, 25, 50, 58, 59, 84
Diabetes 10, 12, 51, 64, 74
Diagnóstico 24, 26, 27, 68, 70
Dietoterapia 68 a 75
Digestão 11, 13, 65, 71, 89
Doenças cardiovasculares 10, 12, 34, 36, 75
Dor de cabeça 38, 47, 54, 55, 62, 66, 86
Dores crônicas 24, 25, 38, 43, 51, 54, 55, 58, 87
Dor nas costas 35, 54, 56, 65, 66

E
Efeitos colaterais 27, 92, 94
Eletroacupuntura 24, 34, 58
Energia 10, 21, 22, 68 a 75
Enxaqueca 24, 38, 47, 54 a 56, 58, 59, 63
Equilíbrio 10, 13, 34, 42, 56, 68 a 75
Escalpeano 34
Estômago 20, 21, 48, 52, 57, 65, 74, 75
Estresse 10, 12, 23, 24, 51, 55, 56, 59, 70, 86, 88

F
Fadiga 10, 12, 22, 37, 47, 54, 75
Fases da doença 22
Fertilidade 39
Fibromialgia 18, 38
Fígado 11, 20, 21, 23, 29, 40, 48, 52, 57, 72, 73, 75
Fitoterapia 70, 85

G
Garganta 67
Gastrite 22, 74, 75
Gengibre 64, 66
Gravidez 17, 25, 39, 46, 51, 63, 64
Gripe 64 a 66

H
Hemofilia 25
Hérnia de disco 35, 59, 86
Hipertensão 10, 13, 34, 36, 54, 64, 75, 84
História da acupuntura 16, 17
Homeopatia 89
Hortelã 65

I
Imunidade 12, 13, 20, 31, 47, 50, 51, 63, 65, 89
Infarto 13, 22, 34, 36
Infertilidade 30, 39
Insônia 12, 17, 22, 50, 51, 56, 59, 63, 89
Intestino 20, 21, 49, 52, 57
Ioga 13, 88
Irritabilidade 13

L
Laseracupuntura 58
Limão 72, 75
Língua 24, 27
Lombalgia 35, 54, 56, 59, 86

M
Mãos 47 a 49, 55, 62 a 65, 67
Massagem 47, 51, 54, 55
Medicina Integrativa 13
Medicina Tradicional Chinesa (MTC) 16 a 75
Meditação 13, 86
Mel 73, 75
Memória 12, 13, 43, 87
Menstruação 24, 41, 46, 47, 55, 64, 66
Meridianos 20, 40
Moxabustão 24, 25, 46
Músculos 10, 13, 54, 59, 66, 75, 89

N
Nutrição 11, 68 a 81

O
Obesidade 10, 12, 42, 56
Orelha 29, 56, 57, 67
Órgãos 20, 21, 23, 29, 52, 53, 71, 72
Osteopatia 86
Osteoporose 59, 74
Ouvido 13, 48, 53, 57, 67

P
Pâncreas 12, 20, 21, 23, 40, 48, 54, 57, 71
Parkinson 50
Parto 39, 46
Peixe 50, 73, 98
Pele 24, 74, 75
Pericárdio 20, 21
Pés 51 a 53, 55, 62, 64, 65, 67
Pimenta 73
Plantas medicinais 70, 85
Práticas Integrativas e Complementares (PICs) 13, 26, 35, 84 a 89
Pressão arterial 10, 13, 34, 36, 64, 84
Prisão de ventre 47, 51
Problemas gastrointestinais 11, 12, 24
Problemas respiratórios 25, 36, 46, 66, 74, 75, 89
Pulmão 20, 21, 23, 29, 40, 49, 53, 57, 72, 73
Pulso 24, 27, 57

Q
Quimioterapia 37

R
Receitas 76 a 81
Reflexologia (mãos) 47 a 49
Reflexologia podal 51 a 53
Reiki 13, 88
Resfriado 64 a 66, 75
Respiração 13, 46
Reumatismo 43, 46, 59, 75, 87
Rinite 59, 74
Rins 20, 21, 23, 29, 48, 52, 57, 73
Riscos 29
Ronco 36

S
Sabores 70 a 72
Sedentarismo 10
Shantala 89
Síndrome do Ovário Policístico 41
Síndrome do pânico 67, 84
Sinusite 40, 58, 59, 67
Sistema endócrino 31
Sistema nervoso 13, 18, 20, 29 a 31, 38, 50, 51, 56
Sono 12, 13, 36, 40
Sonopuntura 25, 59
SUS 17, 26, 35, 51, 82 a 89

T
Tabagismo 24, 40, 56
Termalismo Social 87
Toxinas 13, 47, 51
Triplo Aquecedor 20, 21

V
Ventosaterapia 24, 25, 54
Vesícula biliar 20, 21

Y
Yin-Yang 21, 22, 46

COLABORADORES

A

ACADEMIA BRASILEIRA DE REFLEXOLOGIA (ABR)
academiadereflexologia.com.br

ALCIO LUIZ GOMES
Médico acupunturista
alcioluizgomes.com.br

ALEXANDRE YOSHIZUMI
Médico e diretor do CMBA
cmba.org.br

ANAFLÁVIA FREIRE
Médica especialista em acupuntura e medicina chinesa
bv.fapesp.br

ANDRÉ SIQUEIRA MATHEUS
Gastroenterologista
(11)3052-0732
asmatheus.site.med.br

AMIT GOSWAMI
Físico quântico
amitgoswami.com.br

ARLINDO ANTONIO CERQUEIRA
Médico especialista em acupuntura e anestesiologista
chantao.com.br

ASSOCIAÇÃO BRASILEIRA DE ACUPUNTURA (ABA)
abapuntura.com.br

C

CENTER AO
center-ao.com.br

CENTRO DE ESTUDOS DE ACUPUNTURA E TERAPIAS ALTERNATIVAS (CEATA)
ceata.com.br

CHIANG JENG TYNG
Radiologista e acupuntor
chiangtyng.com.br

CHRISTIAN BARBOSA
Gestor de tempo
christianbarbosa.com.br

CLAUDIA ROSANE DOS SANTOS
Reflexologista
academiadereflexologia.com.br

CLÍNICA DR. HONG JIN PAI
(11) 3284-2513
hong.com.br

COLÉGIO BRASILEIRO DE ACUPUNTURA E MEDICINA CHINESA (CBA)
abacocba.org.br

COLÉGIO MÉDICO BRASILEIRO DE ACUPUNTURA (CMBA)
cmba.org.br

COLÉGIO MÉDICO DE ACUPUNTURA DE SÃO PAULO
www.cmaesp.org.br

COLÉGIO MÉDICO DE ACUPUNTURA DO PARANÁ
cmaparana.com.br

CONSELHO NACIONAL DE SAÚDE (CNS)
conselho.saude.gov.br

CYNTHIA HASSUN
Veterinária homeopata
veterinariabelavista.com.br/cynthia-lisboa-hassun

D

DAVID PFISTER
Oncologista
mskcc.org

DEEPAK CHOPRA
Médico e professor de Ayurveda
deepakchopra.com
chopra.com

DEPARTAMENTO DE PRÁTICAS INTEGRATIVAS E COMPLEMENTARES NO MINISTÉRIO DA SAÚDE
(61) 3315-9034
pics@saude.gov.br

DIRCEU DE LAVÔR SALES
Médico e acupuntor
cmba.org.br

E

ESCOLA BRASILEIRA DE MEDICINA CHINESA (EBRAMEC)
ebramec.edu.br

ELAINE LILLI FONG
Terapeuta psicocorporal
elainelilli.com.br

ELDER CAMACHO
Fisioterapeuta
equilibriofitefisio.com.br

ESCOLA ORIENTAL DE MASSAGEM E ACUPUNTURA
eoma.com.br

F

FERNANDA MACHADO SOARES
Nutricionista
fernandamachadosoares.com.br

FERNANDA MARA DOS SANTOS
Fisioterapeuta e acupunturista
facilitandoacupuntura.com.br

FRANCIANE CARDOSO
Veterinária
portal.anhembi.br

G

GISLAINE CRISTINA ABE
Médica especialista em acupuntura
neurounifesp.com.br

H

HIAENO HIRATA AYABE
Médica acupunturista
cmaesp.com.br

HOSPITAL A.C. CAMARGO
accamargo.org.br

HOSPITAL SANTA CATARINA
hospitalsantacatarina.org.br

I

INSTITUTO DE ACUPUNTURA DO RIO DE JANEIRO (IARJ)
site.iarj.com.br

INSTITUTO DE ORTOPEDIA E TRAUMATOLOGIA DO DA FMUSP
iothcfmusp.com.br

INSTITUTO UNIÃO
institutouniao.com.br

INSTITUTO DE TERAPIA INTEGRADA E ORIENTAL (ITIO)
itiomassagem.com.br

J

JACOB JEHUDA FAINTUCH
Cardiologista
(11) 3287-7174

JOÃO BOSCO GUERREIRO
Médico e acupuntor
(17) 3234-3775

JOSÉ CARLOS PAREJA
Gastroenterologista
obesidadesevera.com.br

M

MÁRCIA YAMAMURA
Pediatra especialista em acupuntura
center-ao.com.br

MÁRCIO DE LUNA
Fisioterapeuta e acupunturista
luna.med.br

MARCUS YU BIN PAI
Médico especialista em acupuntura
(11) 3284-2513
hong.com.br

MARIANA DURO
Nutricionista funcional
marianaduro.com.br

MARLI DE MARIO PORTO
Professora de dietoterapia
eoma.com.br

MÁRIO CABRAL
Médico acupunturista
prefeitura.sp.gov.br

MEIRE BIANCO
Fisioterapeuta especialista em Medicina Tradicional Chinesa
mebianco.vargas@outlook.com

MEMORIAL SLOAN-KETTERING CANCER CENTER
mskcc.org

MICHAEL BREUS
Psicólogo
thesleepdoctor.com

N

NATIONAL SLEEP FOUNDATION
sleepfoundation.org

NILTON SALLES
Reumatologista
h9j.com.br

NORIYUKI KASHIWAYA
Professor de reflexologia
ceata.com.br

NÚCLEO DE CUIDADOS INTEGRATIVOS DO HOSPITAL SÍRIO-LIBANÊS
hospitalsiriolibanes.org.br

O

ORGANIZAÇÃO MUNDIAL DA SAÚDE (OMS)
who.int

ORLANDO GONÇALVES
Médico e fundador do IARJ
site.iarj.com.br

P

PLÍNIO CUTAIT
Coordenador do Núcleo de Cuidados Integrativos do Hospital Sírio-Libanês
pliniocutait.com.br

R

RAYMOND SEHIJI TAKIGUCHI
Fisioterapeuta e acupunturista
itiomassagem.com.br

REGINA ARES
Médica especializada em acupuntura e fitoterapia chinesa
hospitalsiriolibanes.org.br

REGINALDO FILHO
Diretor da Ebramec
ebramec.edu.br

ROXANA KNOBEL
Obstetra e acupunturista
dto.ufsc.br

S

SANDRA REIS DUARTE
Pneumologista
(82) 3311-6666

SOCIEDADE BRASILEIRA DE ALIMENTAÇÃO E NUTRIÇÃO
sban.org.br

SIMONE LEITE
Conselheira do CNS
conselho.saude.gov.br

U

UNICAMP
unicamp.br

UNIFESP
unifesp.br

USP
www5.usp.br

V

VU UNIVERSITY
vu.nl/en

W

WU TU CHUNG
Médico acupuntor
accamargo.org.br

WU TU HSING
Médico acupuntor
iothcfmusp.com.br

Y

YU TAO
PhD em Medicina Tradicional Chinesa e professor de naturologia
unisul.br

5 CURIOSIDADES
SOBRE ACUPUNTURA

Uma produtora japonesa de atum aplica acupuntura nos peixes antes de matá-los. Segundo a empresa, essa técnica acalma o animal, deixando seu sangue mais puro e a carne com um sabor melhor. Além disso, o transporte pode ser feito em longas distâncias sem a necessidade de aditivos químicos.

2

Na China Antiga, o médico recebia um salário fixo para cuidar da saúde da comunidade, atuando principalmente de forma preventiva. Caso as pessoas adoecessem, esse salário era diminuído. Isso mostra a importância que os chineses dão à prevenção dos problemas de saúde — diferentemente da medicina ocidental, que foca doenças e sintomas.

3

Uma experiência com ratos mostrou que a acupuntura pode triplicar os efeitos de um composto natural com funções anti-inflamatórias e analgésicas.

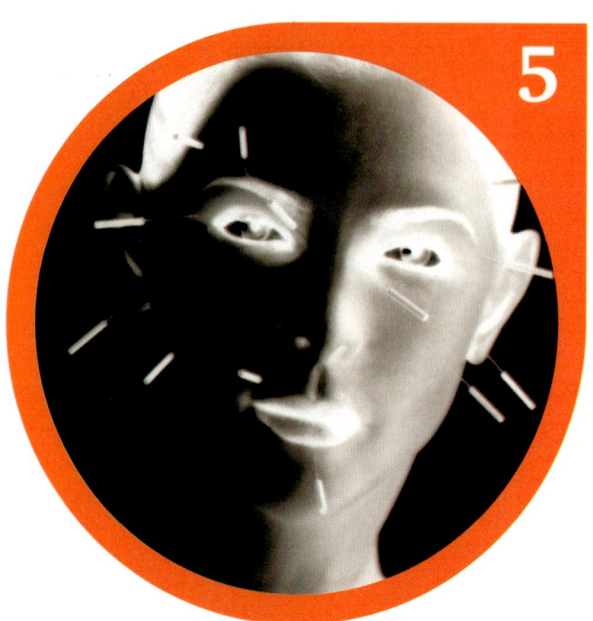

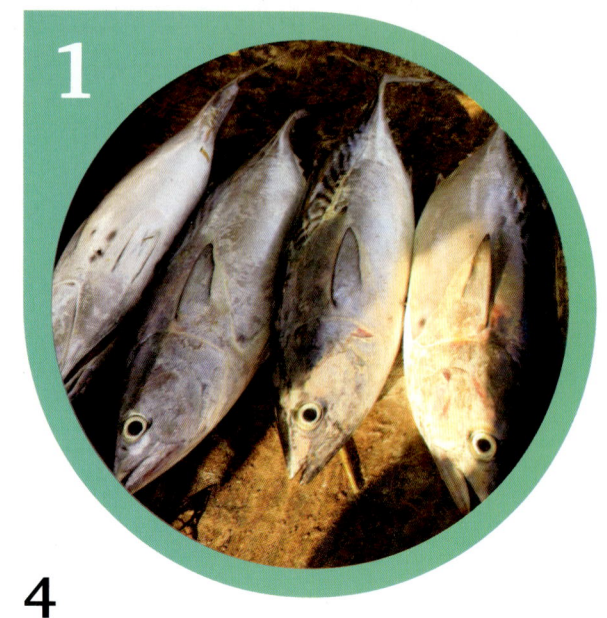

4

O princípio do TAO deve-se ao pensador Lao Tsé, que criou o sistema binário positivo (Yang) e negativo (Yin) que rege todo o universo. Hoje, além da sua importância para a astronomia, esse sistema é usado pelos computadores para realizar cálculos durante o processamento de dados. Sem esse conceito chinês, o homem não teria conquistado o espaço...

...Em contrapartida, a informática tem dado sua contribuição à acupuntura. O fisiologista Marco Aurélio Dornelles, da Unicamp, criou um programa de computador capaz de analisar a energia em cada meridiano. A inspiração surgiu no Japão, onde um medidor de microampères ligado a dois eletrodos provou que há variações na eletrocondutividade da pele. Com seu equipamento, Dornelles mede 24 pontos nas mãos e nos pés. Depois, o computador indica que pontos devem ser sedados ou tonificados.